Peter Emmrich

GESUND UND FIT DURCH

HEILPFLANZEN-SÄFTE

Die Heilkräfte der Natur nutzen

nv

Die Natur ist die beste Apotheke.

SEBASTIAN KNEIPP

GESUND UND FIT DURCH

HEILPFLANZEN-SÄFTE

Die Heilkräfte der Natur nutzen

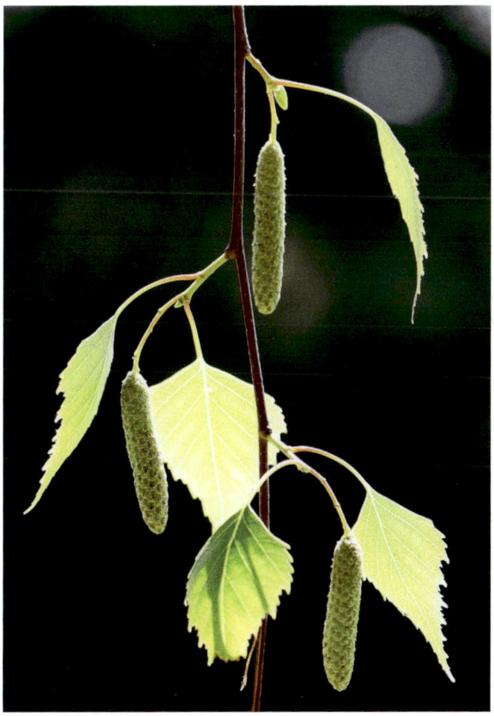

nv

INHALT

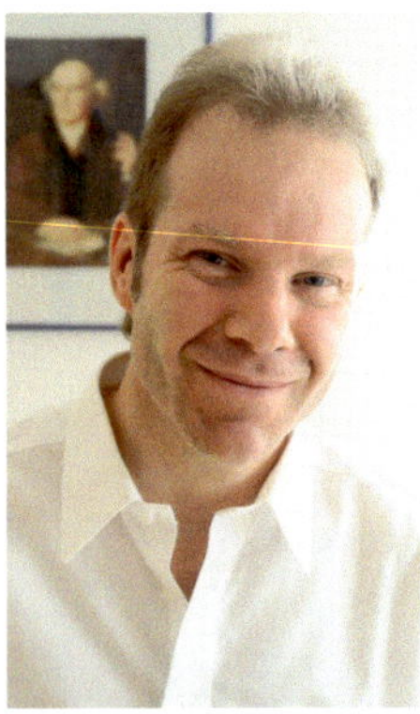

Peter Emmrich, Jahrgang 1963, ist Facharzt für Allgemeinmedizin mit den Zusatzbezeichnungen Homöopathie, Naturheilverfahren, Akupunktur, Manuelle Medizin, Sportmedizin und Palliativmedizin sowie dem Abschluss „Biologische Medizin" der WHO-Universität Mailand.
Er führt in Pforzheim eine Hausarztpraxis, die als akademische Lehrpraxis der Universität Tübingen für den Fachbereich Allgemeinmedizin fungiert, und leitet an der Universität die Homöopathie-Ausbildung für Studierende der Medizin.
Peter Emmrich ist Präsident des Europäischen Naturheilbundes, Vorstandsmitglied des Zentralverbandes der Ärzte für Naturheilverfahren und Regulationsmedizin e. V. (ZAEN) und erster Vorsitzender des Landesverbandes Baden-Württemberg im Deutschen Zentralverein homöopathischer Ärzte e. V. Einem breiteren Publikum wurde Peter Emmrich bekannt als Autor und erster Vorsitzender des größten deutschen Naturheilvereins in Pforzheim.

VORWORT

Der Schweizer Apotheker Walther Schoenenberger (1901 – 1982) hat als Begründer der modernen Frischpflanzentherapie die Naturheilkunde um eine wichtige Behandlungsform bereichert. Seine Idee, die Kraft der frischen Pflanze das ganze Jahr über nutzbar zu machen, verdient auch heute noch größten Respekt und Anerkennung. Walther Schoenenberger ist gleichbedeutend mit anderen Pionieren der Naturheilkunde, wie z. B. Samuel Hahnemann (1755 – 1843), Begründer der Homöopathie, Vincenz Prießnitz (1799 – 1851), Begründer der modernen Wassertherapie, und Sebastian Kneipp (1821 – 1897), Begründer moderner Naturheilverfahren.

Die heilende Kraft der Frischpflanzensäfte

Um ganzjährig frische Pflanzensäfte aus Brennnessel, Schafgarbe, Spitzwegerich oder Weißdorn anbieten zu können, gründete Walther Schoenenberger 1927 sein Pflanzensaftwerk, das seit 1928 in Magstadt (Süddeutschland) ansässig ist. Seitdem werden dort in einem schonenden Verfahren naturreine Frischpflanzensäfte aus Rohstoffen höchster und ständig überprüfter Qualität hergestellt. Die Inhaltsstoffe der Heilpflanze mit all ihren Wirk- und Begleitstoffen werden dabei auf den Frischpflanzensaft übertragen. Als Therapeut schätze ich die Vorzüge der Pflanzensäfte im Praxisalltag, aber ich wende sie auch persönlich an. Durch die Kombination bestimmter Frischpflanzensäfte lassen sich synergistische Effekte mit großer Heilwirkung erzielen. Gerade bei Krankheiten, die über Jahre anhalten und chronifizieren, gilt es, die vielfältigen Wirkstoffe der Pflanzen in ihrer natürlichen Zusammensetzung für den Organismus nutzbar zu machen. Durch die regelmäßige Einnahme der naturbelassenen Frischpflanzensäfte kommen Regulationsprozesse wieder in Gang und Heilung stellt sich ein.
In diesem Buch stelle ich Ihnen 14 Kuren mit Heilpflanzensäften exemplarisch vor. Um den größtmöglichen Nutzen bei der Vorbeugung und Behandlung von Erkrankungen zu erzielen, sollten die Frischpflanzensaftkuren am besten so durchgeführt werden, wie ich sie beschrieben habe. Es kann aber auch sinnvoll sein, zwei verschiedene Kuren im Wechsel bzw. nacheinander durchzuführen.
In den Kuren kommen insgesamt 28 Heilpflanzen zur Anwendung. In umfassenden Pflanzenporträts stelle ich jede einzelne dieser Heilpflanzen mit ihren Anwendungsgebieten, Inhaltsstoffen und ihrem Wirkspektrum vor.

Möge das Buch mit seinen praktischen Tipps und Informationen zu Ihrem täglichen Berater werden – nicht nur an kranken, sondern vielmehr an gesunden Tagen.

Peter Emmrich

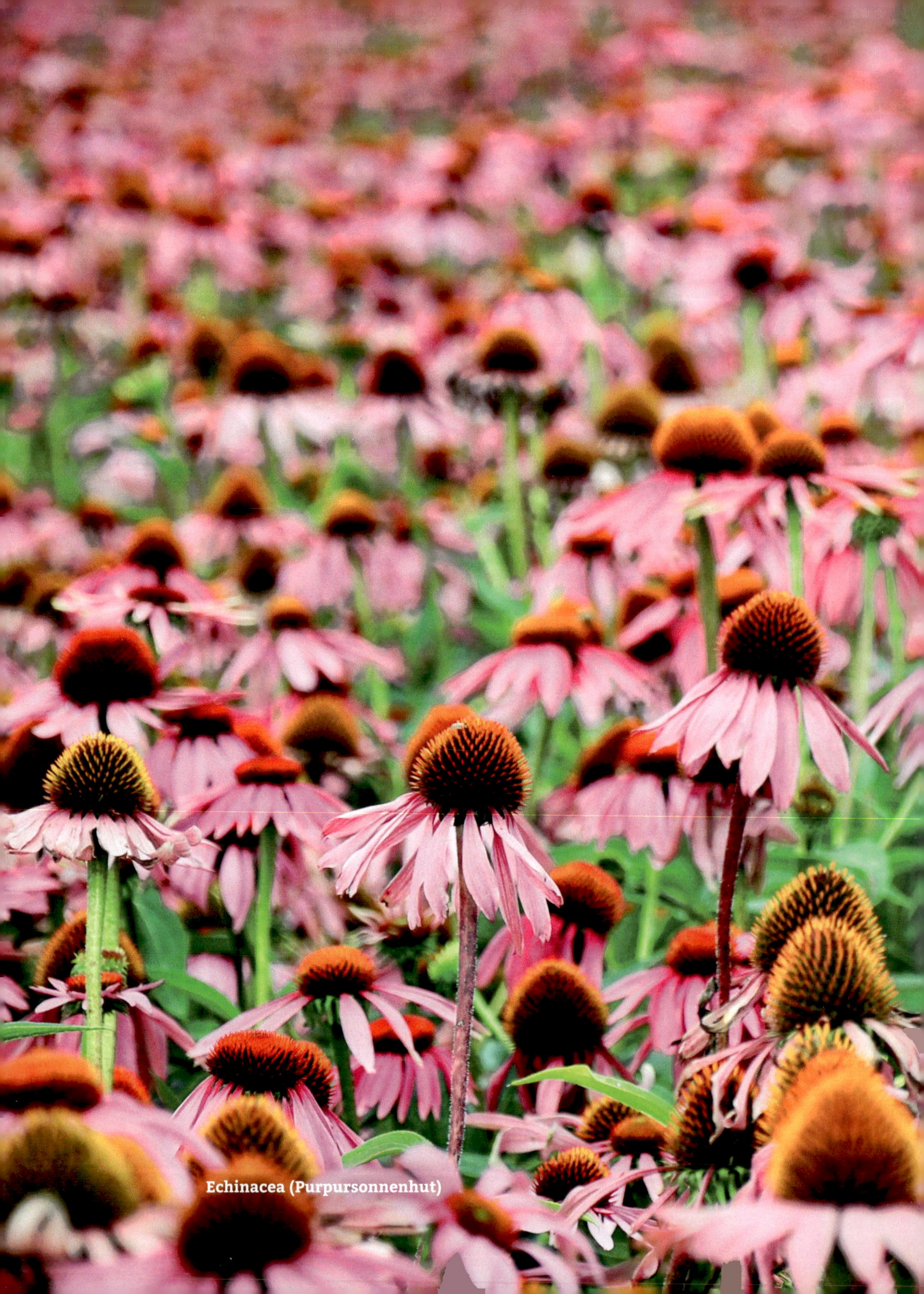

Echinacea (Purpursonnenhut)

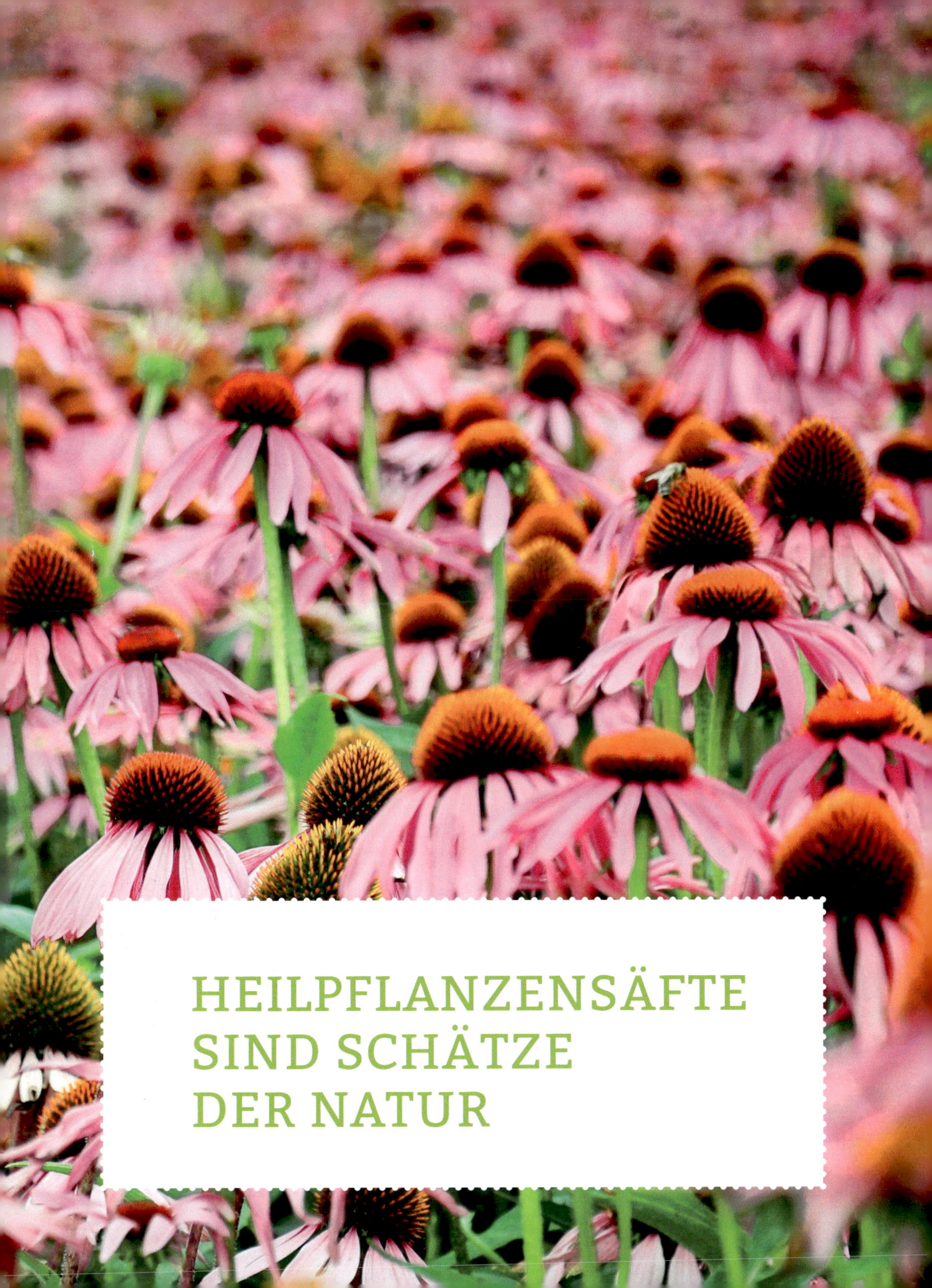

HEILPFLANZENSÄFTE SIND SCHÄTZE DER NATUR

Lebenskraft durch Pflanzensaft

DIE FRISCHPFLANZENSAFTTHERAPIE

Anfang der 1920er-Jahre machte Walther Schoenenberger eine zukunftsweisende Entdeckung: Beim Studium mittelalterlicher Kräuterbücher fand er Hinweise auf die therapeutische Wirksamkeit frisch gepresster Pflanzensäfte. Dieses Wissen war im Lauf der Jahrhunderte in Vergessenheit geraten. Walther Schoenenberger gelang 1924 der Nachweis, dass frische und naturreine Pflanzen das größte Spektrum an natürlichen, heilenden Wirkstoffen enthalten. Sie aktivieren die Selbstheilungskräfte des Körpers.

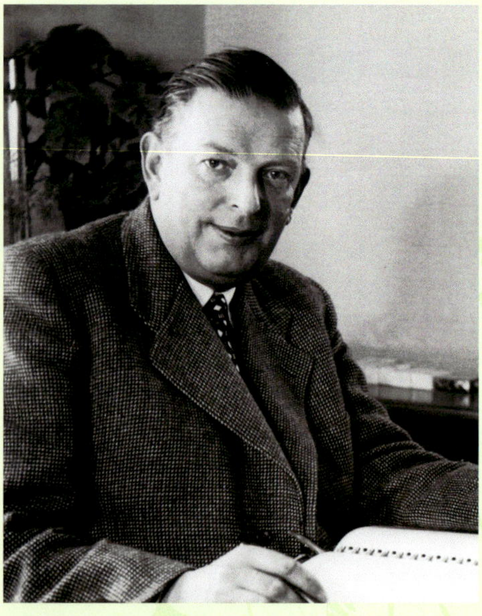

Walther Schoenenberger

Der ausgetruckete Saft

Es war der Satz „Der ausgetruckete Saft hilft bey ...", der Walther Schoenenberger bei der Lektüre alter Handschriften aufmerksam werden ließ. Er studierte seit 1923 in München Pharmazie und befasste sich mit Botanik und Naturheilkunde. Das alte Wissen über die Anwendung von Heilkräutern zur Vorbeugung, Linderung und Heilung von Krankheiten war in den Hintergrund geraten. Synthetisch erzeugte Arzneimittel dominierten die Medizin. Walther Schoenenberger entdeckte die frischen Pflanzensäfte für die Heilkunde wieder.
1924 konnte er wissenschaftlich belegen, dass der Zellsaft erntefrischer

Heilpflanzen ein sehr „ausgewogenes Gleichgewicht“ natürlicher Wirkstoffe enthält. Er folgerte, dass „der Presssaft der frischen Heilpflanze“ die höchste Wirkstoffkonzentration enthält im Vergleich zu getrockneten Pflanzen und Extrakten.

Die Frischpflanzensafttherapie

Schoenenberger entwickelte ein neues Heilsystem, das er „Frischpflanzensafttherapie“ nannte. Um die Frischpflanzensäfte als haltbares, käufliches Fertigprodukt ganzjährig anbieten zu können, ersann Schoenenberger ein neues und wirkstoffschonendes Verfahren zur Herstellung und Haltbarmachung der Säfte.
Damals wie heute werden nur Pflanzen aus kontrolliertem biologischem Anbau für die Produktion naturreiner Heilpflanzensäfte verwendet. Streng nach Walther Schoenenbergers Prinzip: Jeder Saft ist nur so gut wie die Qualität der Pflanze.

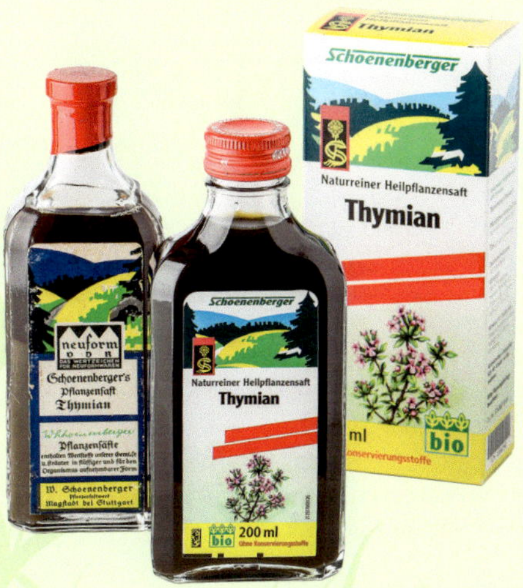

Lasst das Natürliche so natürlich wie möglich!

SEBASTIAN KNEIPP
Begründer moderner Naturheilverfahren (1821 – 1897)

Rezeptur der Natur

- Frischpflanzensäfte enthalten das gesamte Wirkstoffspektrum in natürlicher Form: Gerb- und Bitterstoffe, Flavonoide, ätherische Öle, Mineralstoffe, Spurenelemente und andere wertvolle Pflanzenstoffe.
- Frischpflanzensäfte sind ohne Zusätze wie Zucker, Alkohol oder Konservierungsstoffe hergestellt.
- Das Pflanzenrohmaterial stammt überwiegend aus eigenem Vertragsanbau oder aus kontrollierter Wildsammlung.
- Die erntefrischen Heilpflanzen werden sorgsam zerkleinert und unter hohem Druck ausgepresst.
- Nach schonender Kurzzeit-Erhitzung wird der Saft sofort in Flaschen abgefüllt.
- Langjährige Erfahrung, modernste Verarbeitungstechniken und strenge Kontrollen garantieren für höchste Qualität der naturreinen Frischpflanzensäfte von Schoenenberger.

Der Wirkstoffring der Heilpflanze

DIE GANZE KRAFT DER FRISCHEN PFLANZE

In den Frischpflanzensäften sind die Wirkstoffe der ganzen Pflanze enthalten. Verarbeitet werden entsprechend den arzneimittelrechtlichen Vorgaben Blätter, Blüten, Stängel, Wurzeln und Früchte der Heilpflanzen mit all ihren Wirk- und Begleitstoffen. Erst durch das Zusammenspiel der Inhaltsstoffe der naturbelassenen Heilpflanze kann sich ihr volles gesundheitsförderndes Wirkspektrum im Frischpflanzensaft entfalten.

Der Wirkstoffring

Walther Schoenenberger stellte fest, dass sich die Inhaltsstoffe der Heilpflanzen gegenseitig positiv beeinflussen. Für die Wirksamkeit und Verträglichkeit ist nicht nur die Summe der in der Pflanze enthaltenen einzelnen Inhaltsstoffe entscheidend, sondern die positiven Synergieeffekte ihres Zusammenwirkens.
Dafür prägte Schoenenberger den Begriff „Wirkstoffring". Dieser umfasst die Vielzahl der Inhaltsstoffe einer Heilpflanze, die aus der frischen Pflanze gewonnen werden und die in ihrer unverfälschten Form im Frischpflanzensaft enthalten sind. Das Verhältnis der Wirk- und Begleitstoffe im Frischpflanzensaft entspricht dabei im Wesentlichen dem Verhältnis in der Pflanze.

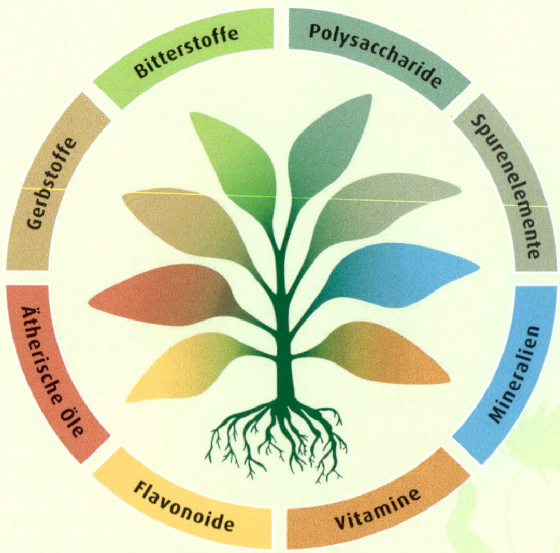

Der Wirkstoffring umfasst die Vielzahl der Inhaltsstoffe einer Heilpflanze.

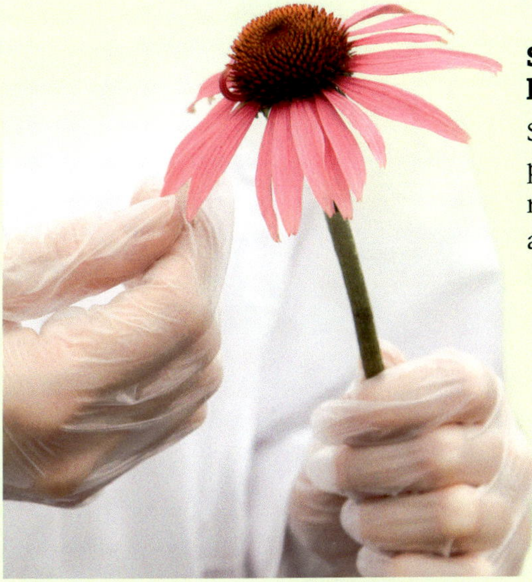

Bei der schonenden Herstellung der Presssäfte wird auf Extraktion mit Lösungsmitteln verzichtet. Die Inhaltsstoffe werden weder verdünnt noch isoliert, angereichert, behandelt oder enzymatisch gereinigt. Der Verzicht auf Zusätze wie Alkohol, Zucker, Konservierungsstoffe oder Geschmacksverbesserungen garantiert die ganzheitliche Qualität der Pflanzensäfte, ihre synergistische Wirkungsweise, die gute Aufnahmefähigkeit im Körper und ihre gute Verträglichkeit und Sicherheit. Man „schmeckt die Wirkung“, denn die Frischpflanzensäfte behalten den ursprünglichen und oft bitteren Geschmack der Pflanze.

Das Ganze ist mehr als die Summe seiner Teile.

ARISTOTELES
Griechischer Philosoph (384 – 322 v. Chr.)

Sanfte Naturheilmittel, schonend hergestellt

Seit 1961 sind die Schoenenberger Heilpflanzensäfte im deutschen Arzneimittelgesetz als Naturheilmittel anerkannt. Sie bereichern als traditionelle Arzneimittel die moderne, wissenschaftlich abgesicherte Phytotherapie (Pflanzenheilkunde).

Die Säfte enthalten die unmittelbar verfügbaren Inhaltsstoffe von Pflanzen und stärken auf sanfte Weise die Selbstheilungskräfte des Körpers. Sie steigern die Immunabwehr, gleichen Mangelerscheinungen aus, regen Verdauung, Stoffwechsel und Entgiftung an und verbessern das Allgemeinbefinden.

Unter höchsten Qualitätsansprüchen und strengen Kontrollen werden die Pflanzen ökologisch nach den Richtlinien der EU-Bio-Verordnung angebaut, geerntet und verarbeitet.

Ernte und Pressung der Frischpflanzen finden an ein und demselben Tag statt. Nach der Reinigung und Zerkleinerung wird das Pflanzengut mit Wasserdampf behandelt und dann gepresst. Der Rohsaft wird geklärt, um Schwebstoffe zu entfernen. Durch die Ultrakurzzeiterhitzung wird der Saft haltbar gemacht. Im Labor wird er auf seinen Wirkstoffgehalt, die Haltbarkeit, den mikrobiologischen Zustand und auf Rückstände kontrolliert. Erst nach der Qualitätsprüfung ist ein Frischpflanzensaft verkaufsfähig.

Frischpflanzensäfte bei Erkältungskrankheiten

GESUND DURCH DIE KALTE JAHRESZEIT

Kälte und Nässe schwächen die Widerstandskraft und Viren haben leichtes Spiel. Frischpflanzensäfte mit ihren natürlichen Inhaltsstoffen helfen bei Erkältungen mit Schnupfen, Husten, Heiserkeit, Kopf- und Gliederschmerzen, Müdigkeit und erhöhter Temperatur. Salbei, Spitzwegerich und Thymian können vorbeugend und zur Behandlung grippaler Infekte angewendet werden.

Traditionelle Heilmittel

Frischpflanzensäfte sind bewährte Hausmittel nach der „Rezeptur der Natur". Sie enthalten das gesamte Wirkspektrum der Heilpflanzen, mobilisieren die körpereigenen Selbstheilungskräfte und können die Entstehung von Erkältungen verhindern oder ihre Folgen lindern. Zu den Pflanzen, die sich zur Behandlung von Erkältungen besonders eignen, gehören Salbei, Spitzwegerich, Thymian, Echinacea und Andorn. Die Säfte werden zwei- bis dreimal täglich vor den Mahlzeiten eingenommen. Bettruhe, ausreichender Schlaf, das Inhalieren feuchtheißer Dämpfe und die Aufnahme von viel Flüssigkeit, wie z. B. Kräutertees, fördern den Heilungsprozess, der etwa sieben bis neun Tage dauert.

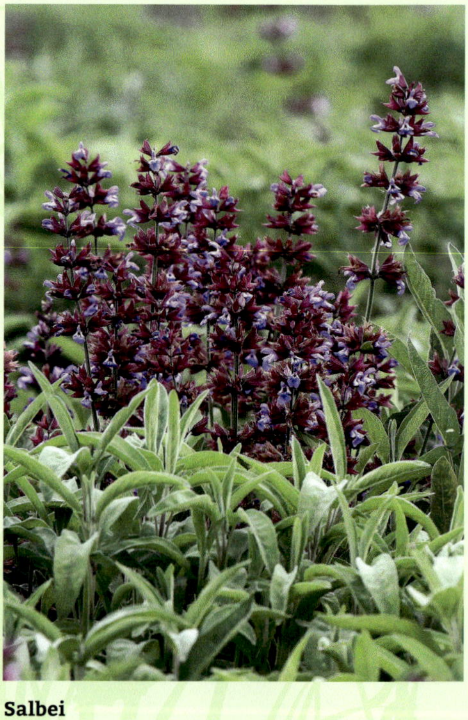

Salbei

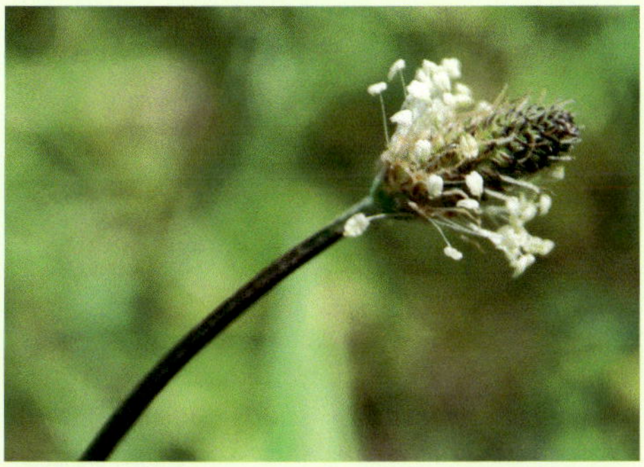

Spitzwegerich

Salbeisaft ist unter anderem ein bewährtes traditionelles Heilmittel bei Halsschmerzen und Entzündungen im Mund- und Rachenraum. Die ätherischen Öle (Thujon und Kampfer), Gerb- und Bitterstoffe des Salbeis wirken entzündungshemmend und antibakteriell. Durch Spülen und Gurgeln mit Salbeisaft können Schleimhautentzündungen im Mund und Rachen gelindert werden. Durch die zusammenziehende Eigenschaft der Gerbstoffe des Salbeis wird die Schleimhaut im Rachenraum für Viren und Bakterien undurchlässig und kann sich regenerieren. Der Saft hilft auch bei übermäßiger Schweißbildung.

Spitzwegerichsaft dämpft den lästigen, trockenen Reizhusten. Die Schleimstoffe des Spitzwegerichs hüllen die entzündeten Bronchialschleimhäute ein, beruhigen sie und wirken reizmildernd. Deshalb wird die Pflanze vor allem bei Erkrankungen der Luftwege und bei Entzündungen der Mund- und Rachenschleimhaut eingesetzt. Festsitzender, zäher Schleim wird gelöst und Entzündungen können abklingen. Die krampflösende Wirkung des Spitzwegerichs erleichtert das Abhusten von Bronchialsekret, auch bei festsitzendem Husten. Durch seine antibakteriellen Eigenschaften wirkt Spitzwegerich wie ein pflanzliches Antibiotikum.

Thymiansaft wirkt keimhemmend bei Erkrankungen der oberen Luftwege und lindert die Beschwerden von Husten und akuter Bronchitis. Durch seine sekretionsfördernde Eigenschaft löst er auch festsitzenden, zähflüssigen Schleim und erleichtert das Abhusten. Seine krampflösende und bronchienerweiternde Wirkkomponente befreit die Atemwege und verschafft Erleichterung bei Symptomen der Bronchitis und des Keuchhustens. Thymian ist reich an ätherischen Ölen, vor allem an Thymol und Carvacrol. Bei der Ausscheidung von Thymol über die Lunge kommt es zu einem desinfizierenden Effekt gegen Viren und Bakterien.

Thymian

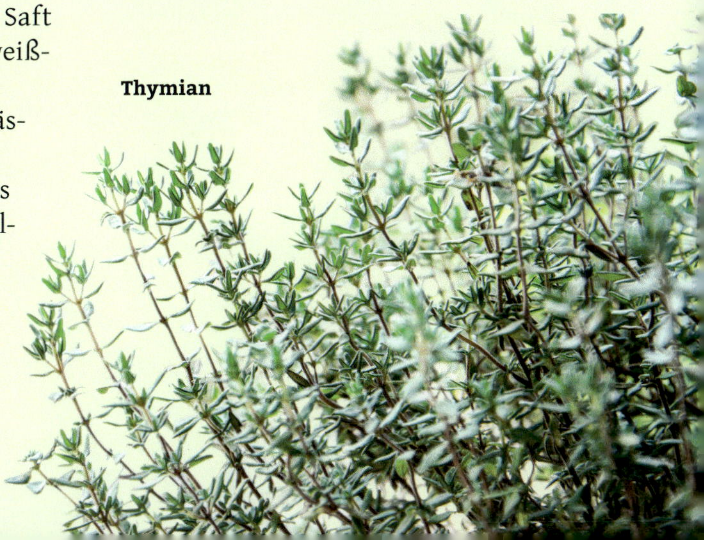

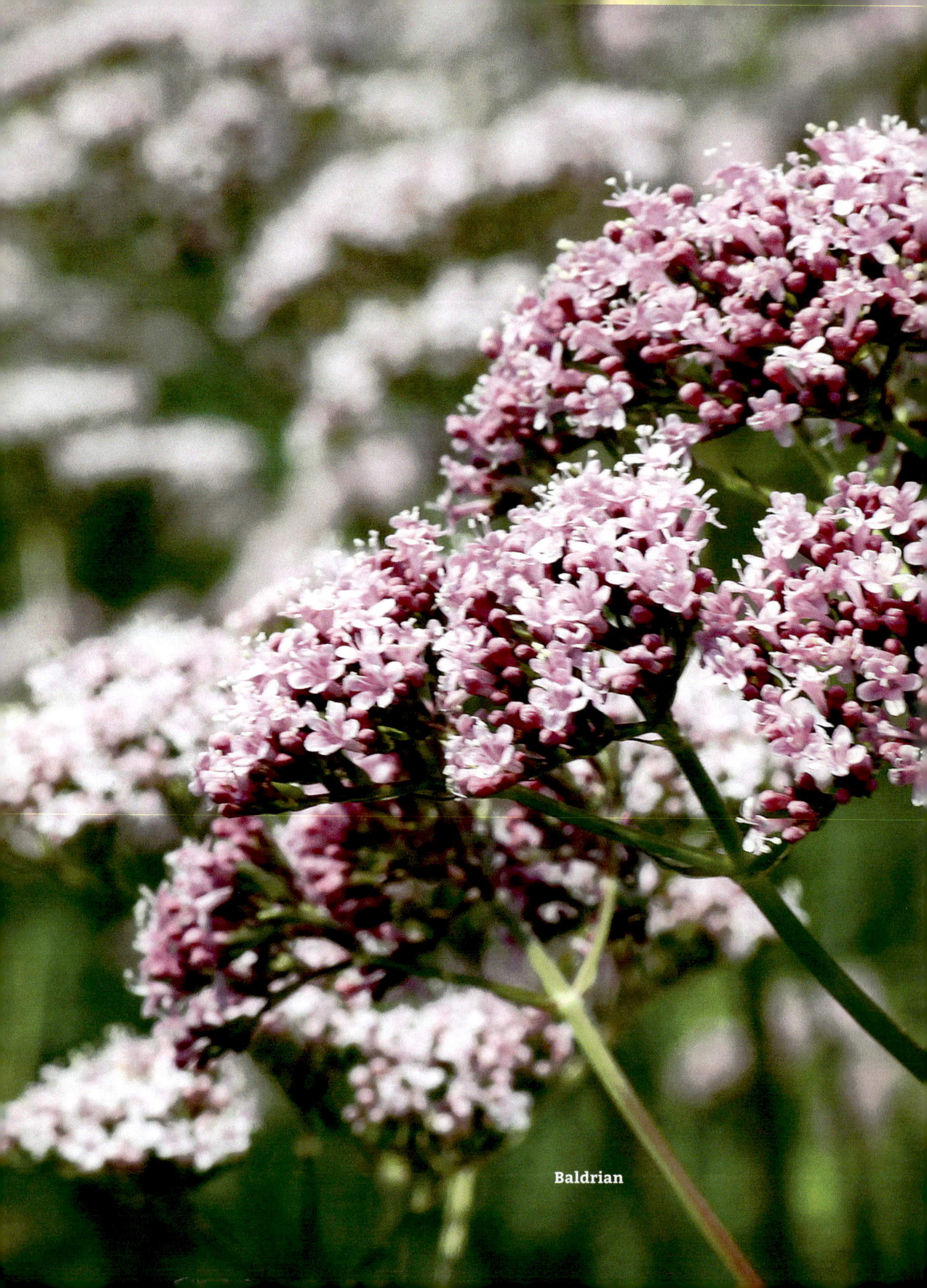
Baldrian

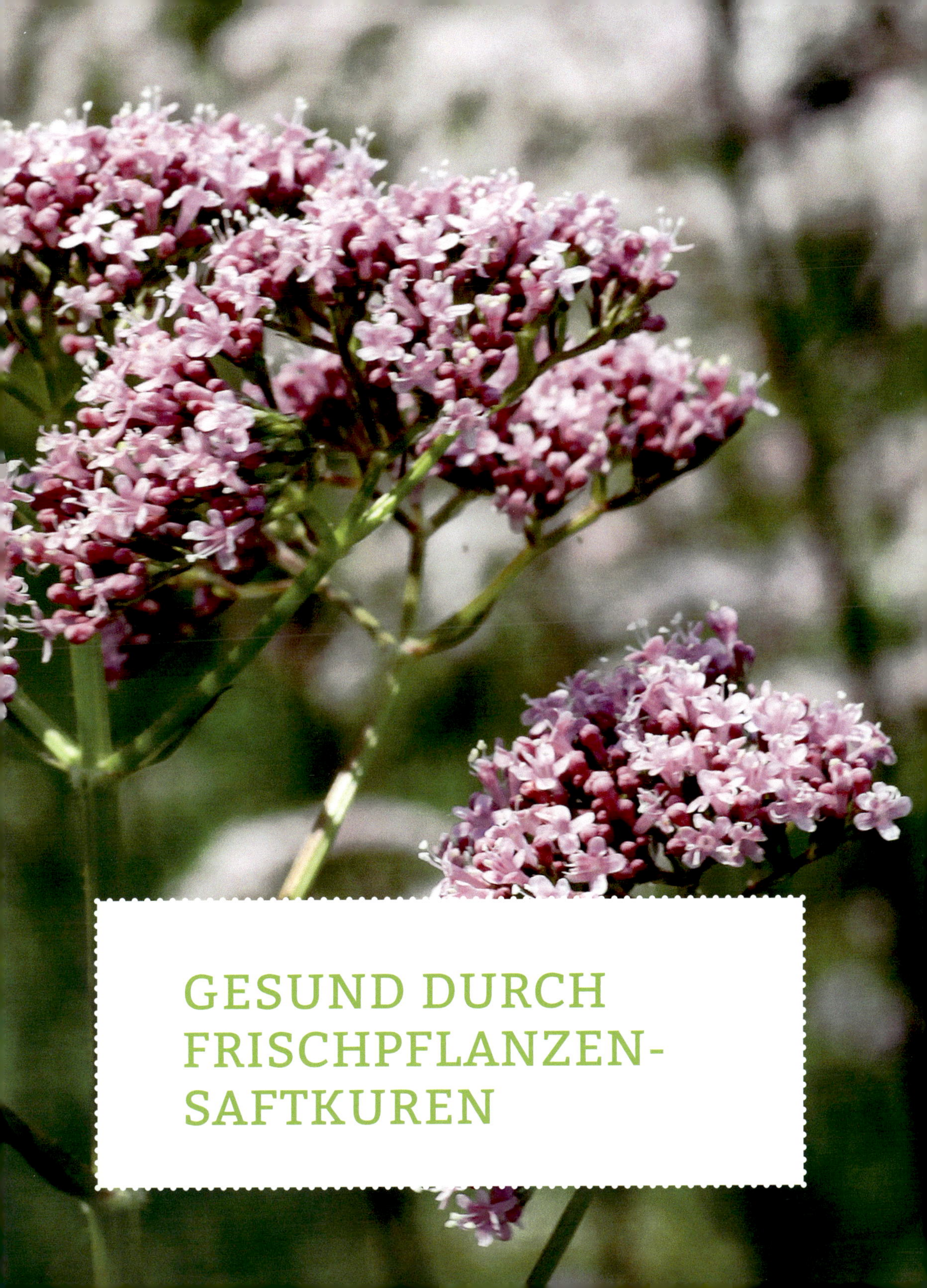

GESUND DURCH FRISCHPFLANZEN-SAFTKUREN

Die Heilkraft der Pflanzen

FRISCHPFLANZENSAFTKUREN FÜR GESUNDHEIT UND WOHLBEFINDEN

Brennnessel, Löwenzahn, Schafgarbe oder Zinnkraut – sie gehören mit zu den ältesten Heilpflanzen und werden seit Jahrhunderten in der Naturheilkunde für die Behandlung oder zur Vorbeugung körperlicher Beschwerden verwendet. Kräuter und Heilpflanzen liefern dem Körper zahlreiche Vitamine und Mineralstoffe, die bei regelmäßiger Einnahme Gesundheit und Wohlbefinden fördern. Frischpflanzensäfte übertragen die unverfälschte Kraft der Natur auf den Körper.

Heilen auf natürliche Weise

Kräuterkundige Heiler und Naturheilärzte schätzten die Wirkkräfte der Heilpflanzen schon immer. Wegen ihrer gesundheitsfördernden Wirkung werden sie heute wieder in Gärten und auf Plantagen angebaut oder im Wald, auf Wiesen und Feldern gesammelt und weiterverarbeitet.

Heilpflanzen und Wildkräuter haben meist einen kräftigeren Geschmack als z. B. Küchenkräuter. Wegen ihrer gesundheitsfördernden, sekundären Pflanzenstoffe schmecken sie bitter, würzig oder sehr aromatisch. Heilpflanzentees, Frischpflanzensäfte und pflanzliche Naturheilmittel werden z. B. bei Erkältungskrankheiten, Störungen des Magen-Darm-Traktes, bei Menstruationsbeschwerden oder

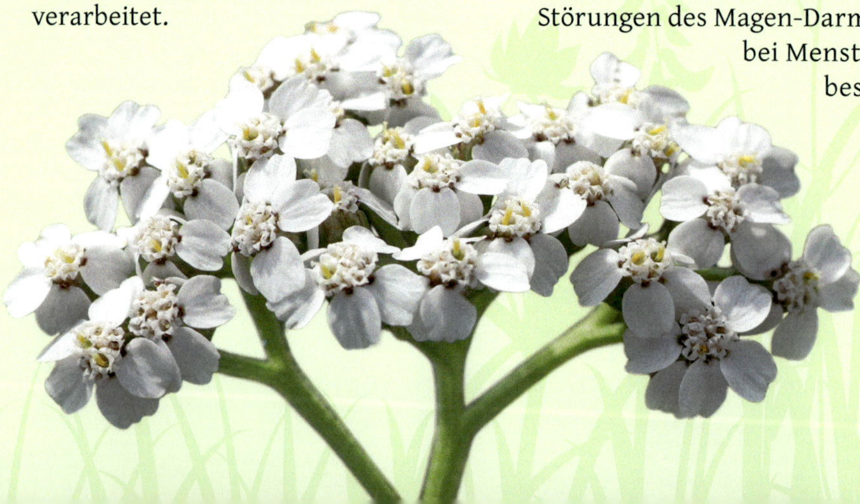

Schafgarbe

Nervosität und Schlafstörungen eingesetzt. Sie sind in der Regel gut verträglich und lindern viele weitere Funktionsbeschwerden. Vor allem die Kombination aus mehreren Heilpflanzen bewährt sich bei der Behandlung verschiedenster funktioneller Störungen.

Elixiere der Natur

In den Frischpflanzensäften sind beispielsweise noch alle Wirkstoffe der erntefrischen und naturbelassenen Pflanzen enthalten. Die Inhaltsstoffe dieser „Elixiere der Natur" wirken positiv auf die Organe und unterstützen die Behandlung oder Vorbeugung von Erkrankungen und Funktionsstörungen. So entfalten sich beispielsweise die Wirkstoffe des Löwenzahns im Verdauungstrakt. Löwenzahn fördert durch seine Bitterstoffe die Sekretion der Verdauungsdrüsen. Diese regen die Harnausscheidung und die Verdauung an.
Die Kombination mehrerer Frischpflanzensäfte erweitert ihr Wirkspektrum um ein Vielfaches, denn die Wirkstoffe der Heilpflanzen ergänzen sich gegenseitig optimal. Für die 14 Kuren wurden die Eigenschaften der 24 empfohlenen Frischpflanzensäfte fein aufeinander abgestimmt. Der erprobte synergistische Effekt verstärkt die gesundheitsfördernde Wirkung der Pflanzensäfte.
Die Frischpflanzensaftkuren lindern körperliche Beschwerden und helfen z. B. bei Verdauungsstörungen oder

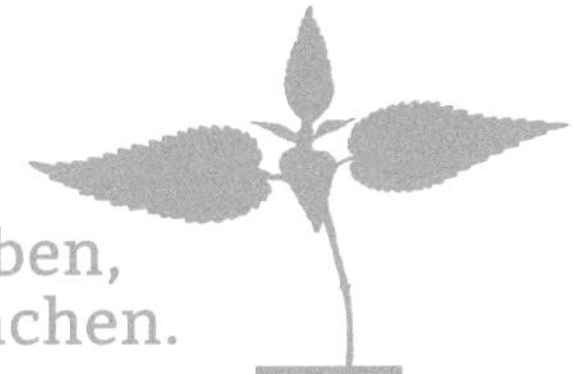

Wir müssen uns in den Dingen üben, die glücklich machen.

EPIKUR
Griechischer Philosoph (341 v. Chr. – 270/271 v. Chr.)

Herz-Kreislauf-Beschwerden, bei Gelenkschmerzen und bei entzündlichen Prozessen im Körper. Allerdings ist es wichtig, bei der Anwendung Geduld und Ausdauer mitzubringen. Die heilende und aufbauende Wirkung der Pflanzensäfte setzt erst nach konsequenter und regelmäßiger Einnahme sowie ausreichender Flüssigkeitszufuhr über einen Zeitraum von mehreren Wochen ein. Die Angaben beziehen sich auf 200-ml-Flaschen.

Die Wirkungen der sekundären Pflanzenstoffe

- Antibakteriell
- Antioxidativ
- Immunstärkend
- Entzündungshemmend
- Verdauungsfördernd
- Sekretionsfördernd
- Cholesterinsenkend
- Blutdruckregulierend
- Herz-Kreislauf-stärkend
- Hustenreiz lindernd
- Schleimlösend
- Entkrampfend
- Aufbauend und stärkend
- Beruhigend

Den Stoffwechsel entschlacken und entgiften

ENTSCHLACKUNGS-STOFFWECHSELKUR

Müdigkeit, Abgespanntheit, eine träge Verdauung, Gelenkprobleme und Rheuma weisen darauf hin, dass sich im Körper Abfallprodukte des Stoffwechsels abgelagert haben. Die Frischpflanzensaftkur mit Löwenzahn, Artischocke, Schwarzrettich und Brennnessel fördert die Ausscheidung von Schlacken, reguliert den Säure-Basen-Haushalt, entgiftet, aktiviert den Fettstoffwechsel und regt die Verdauungsfunktion an.

Der Säure-Basen-Haushalt

Über die Nahrung erhält der Körper neben Kohlenhydraten, Eiweißen und Fetten auch Mineralien wie Schwefel, Phosphor und Jod. Eine ausgewogene Ernährung liefert basenbildende Mineralien wie Natrium, Kalium, Kalzium und Magnesium. Durch übermäßigen Konsum von Weißmehl, raffiniertem Zucker sowie verarbeiteten Milch- und Fleischprodukten entstehen große Säuremengen, die sich ablagern. Fehlende Bewegung und Stress sind weitere belastende Faktoren.

Löwenzahn

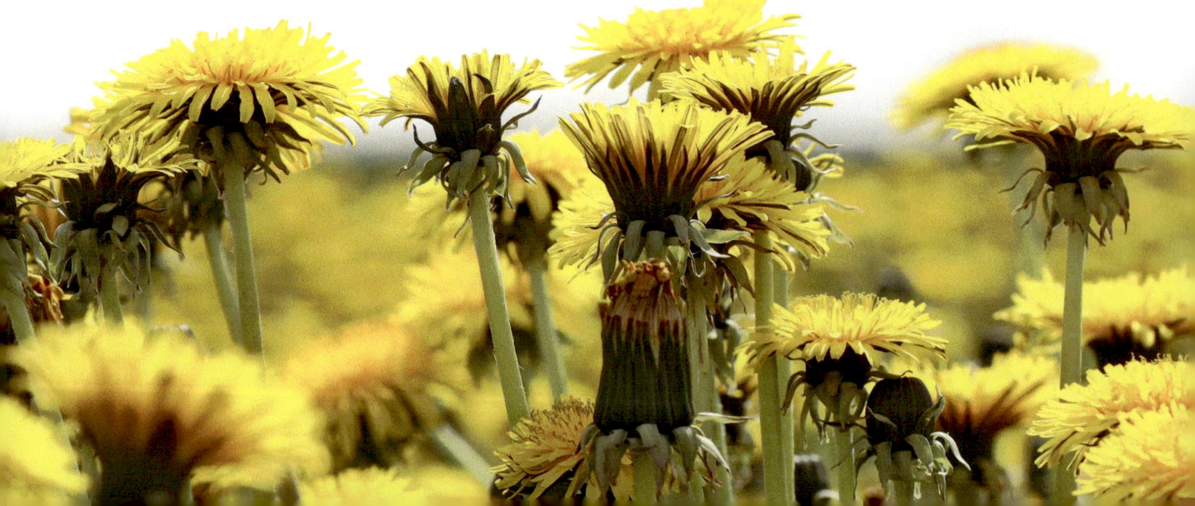

Der Körper reguliert seinen Säure-Basen-Haushalt über die Atmung und die Verdauung, den Blutkreislauf und die Hormonproduktion. Überschüssige Säuren, wie z. B. Milchsäure und Kohlensäure, werden über Lungen, Nieren, Haut und Darm ausgeschieden. Zur Neutralisierung der Säuren greift der Körper auf die ihm eigenen basischen Mineralstoffvorräte in den Knochen, den Zähnen und im Bindegewebe zurück. Das kann zu Gelenkproblemen und zu rheumatischen Beschwerden führen. Antriebslosigkeit und anhaltendes Unwohlsein sind weitere Symptome der Übersäuerung des Körpers.
Wer entgiftet und entsäuert, entlastet seinen Organismus. Der ganze Körper wird gereinigt und wieder mit Energie versorgt. Damit der Körper Heilungsprozesse durchführen kann, benötigt er Unterstützung. Pflanzen, z. B. Löwenzahn und Artischocke, helfen Organen wie der Leber dabei, Giftstoffe auszuleiten. Frischpflanzensäfte lösen blockierte Stoffwechselprozesse; sie harmonisieren und regulieren die Vorgänge im Körper.

Entschlacken und entgiften durch Frischpflanzensäfte

Eine Kur mit den Frischpflanzensäften Löwenzahn, Artischocke, Schwarzrettich und Brennnessel erreicht den größten Entsäuerungseffekt. Ihre Wirkstoffe ergänzen sich gegenseitig optimal. Sie bringen die Stoffwechselprozesse wieder zum Fließen und stimulieren die Organe

Empfehlung

Anwendung

1. Woche: Löwenzahnsaft
2. Woche: Artischockensaft
3. Woche: Schwarzrettichsaft
4. Woche: Brennnesselsaft

3 × 10 ml oder 2 × 15 ml je Frischpflanzensaft täglich

- in 150 ml Wasser oder Kräutertee (z. B. Basen-Aktiv Tee) trinken
- 10 – 15 Minuten vor den Mahlzeiten einnehmen
- Dauer der Kur: 4 Wochen

Wirkung

- Entgiftet und entschlackt
- Stärkt Leber und Galle
- Fördert die Harnausscheidung
- Beseitigt Verdauungsstörungen
- Senkt die Blutfettwerte
- Reguliert den Säure-Basen-Haushalt
- Unterstützt bei Rheuma und Gelenkbeschwerden

Leber, Galle, Nieren und Darm. Sie unterstützen die Entwässerung und Entgiftung des Körpers und leiten schädliche Säuren aus. Die Durchführung der bewährten Kur empfiehlt sich im Frühjahr und im Herbst.
Löwenzahn stärkt die Leberfunktion, fördert den Gallenfluss und die Harnausscheidung. Er verbessert die Verdauung, weil er neben der Leber auch die Bauchspeicheldrüse anregt und dadurch Verdauungsstörungen beseitigt.
Mit den Bitterstoffen der **Artischocke** wird die Fettverdauung verbessert, da die Gallenbildung der Leber angekurbelt wird. Dadurch sinken die Blutfettwerte (Cholesterin und die Triglyceride). Über gute Erfahrungen wird auch berichtet bei Übelkeit, Erbrechen und Blähungen. Zudem eignen sich die Wirkstoffe der Artischocke zur Vorbeugung von Arterienverkalkung.
Der **Schwarzrettich** mit seinen hohen basischen Anteilen löst Schlacken und Säuren, die im Bindegewebe zwischengelagert sind. Sie werden auf natürliche Weise ausgeschieden. Der gesamte Verdauungstrakt wird entlastet und findet in seine harmonische Funktionsweise zurück.

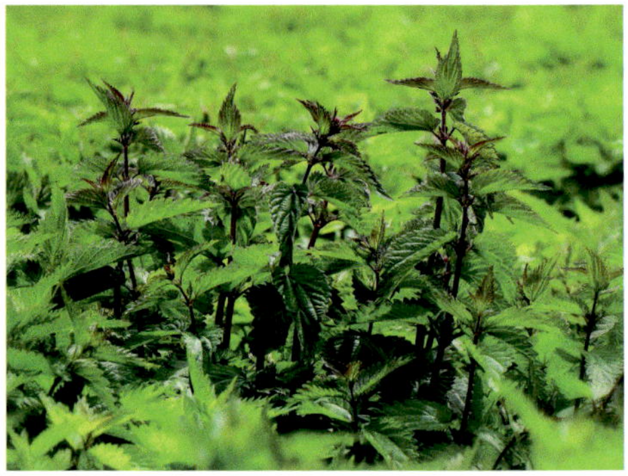

Brennnessel

Zur sogenannten Blutreinigung eignet sich die **Brennnessel.** Der Frischpflanzensaft regt den Stoffwechsel an, spült Nieren und Blase und hilft bei der (vorbeugenden) Behandlung von Nierengrieß. Außerdem lindert Brennnesselsaft rheumatische Beschwerden.
Durch die Kur werden Abbauprodukte des Stoffwechsels, die im Bindegewebe, in den Zellen und im Darm abgelagert werden, gelöst und beseitigt. Dadurch steigern sich Aktivität, Leistungsfähigkeit und Lebensfreude.
Die Kurdauer beträgt vier Wochen. Wenn die Symptome noch nicht ganz abgeklungen sind, kann die Kur nach vier Wochen wiederholt werden. Für eine vierwöchige Kur wird von jedem Frischpflanzensaft eine Flasche benötigt.

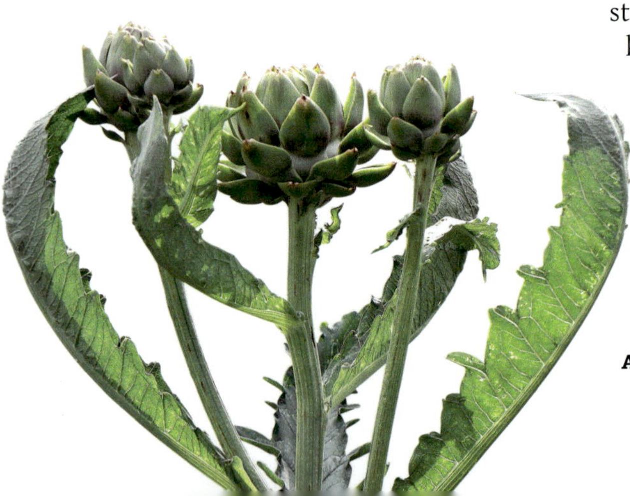

Artischocke

Unterstützende Maßnahmen

Stress und eine unausgewogene Ernährung tragen dazu bei, dass sich Patientinnen und Patienten unwohl fühlen oder häufig krank sind. Die Kur sollte deshalb durch Ruhephasen und eine ausgewogene Ernährung unterstützt werden. Dazu gehört der Verzicht auf Zucker, Alkohol und tierische Lebensmittel (Milch- und Eiprodukte, Fleisch), dafür mehr basische Lebensmittel (Gemüse, Obst), Vollkornprodukte und viel Wasser. Diese liefern Vitamine, Mineral- und Ballaststoffe und fördern die Produktion der Verdauungssäfte in Magen, Darm, Leber und Galle.

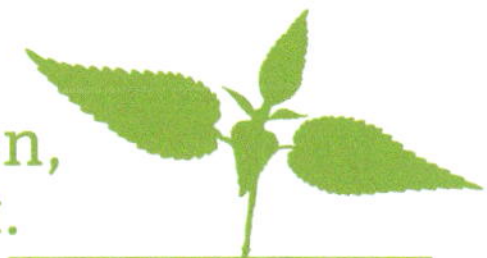

Pflege das Leben, wo du es triffst.

HILDEGARD VON BINGEN
Deutsche Mystikerin und Heilerin (1098 – 1179)

Täglich zwei bis drei Liter Basen-Aktiv Tee fördern den Kurerfolg zusätzlich. Die Frischpflanzensäfte lösen schädliche Substanzen; Wasser und Tee spülen das Gelöste aus dem Körper, sodass dieser die Entgiftung leichter bewältigen kann.
Körperliche Aktivitäten wie Yoga, Gehen, Radfahren oder Schwimmen wirken sich ebenfalls positiv auf den Erfolg der Kur und auf das körperliche Wohlbefinden aus. Entsäuern hilft auch bei schmerzenden Gelenken. Der Körper wird wieder beweglicher. Chronische Rückenschmerzen und Rheuma erfahren eine Linderung.

Brennnessel-Löwenzahn-Juice

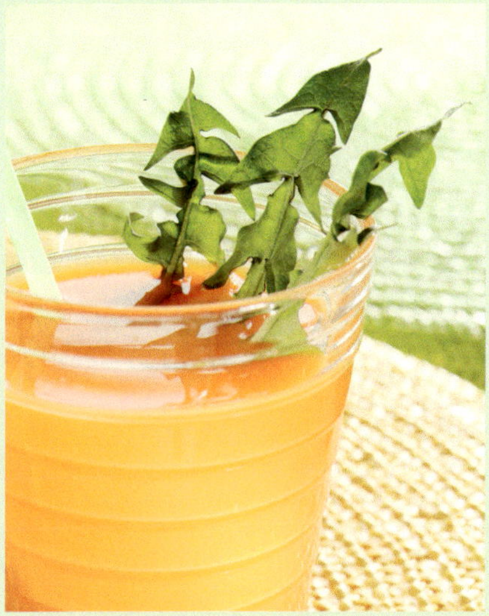

Zutaten
- 15 ml Brennnesselsaft
- 15 ml Löwenzahnsaft
- 125 ml Möhren- und Mangosaft, gemischt
- frische Löwenzahnblätter

Zubereitung
Den Brennnessel- und Löwenzahnsaft in einem Saftglas mischen und mit Möhren-Mango-Saft auffüllen. Garniert mit frischen, jungen Löwenzahnblättern ist der erfrischende Juice ein richtiges Wellnessgetränk. Es stimuliert den gesamten Zellstoffwechsel und bringt die Haut zum Strahlen.

Für eine schöne Haut

SCHÖNE-HAUT-KUR

Die Haut ist eines unserer wichtigsten Entgiftungsorgane. Alles, was uns körperlich, aber auch seelisch belastet, ist an ihrem Zustand zu erkennen. Akne, Hautunreinheiten, schuppige oder entzündete Hauterscheinungen entstehen häufig durch einen gestörten Zellstoffwechsel. Mit den Frischpflanzensäften Löwenzahn, Brennnessel und Zinnkraut können Stoffwechselprozesse harmonisiert und die Heilung der Haut angeregt werden.

Haut in Balance

Die Haut ist unser größtes Organ. Über ihre Schweißdrüsen scheidet sie Säuren und Giftstoffe aus. Je mehr Schadstoffe sich im Körper abgelagert haben, desto mehr muss die Haut verarbeiten und absondern. Wenn der Stoffwechsel in den Organsystemen nachhaltig gestört ist, spiegelt sich das in Hautunreinheiten, Entzündungen oder Ausschlägen wider. Die Haut verliert an Spannkraft und Elastizität, die Haare werden stumpf und die Nägel brüchig.

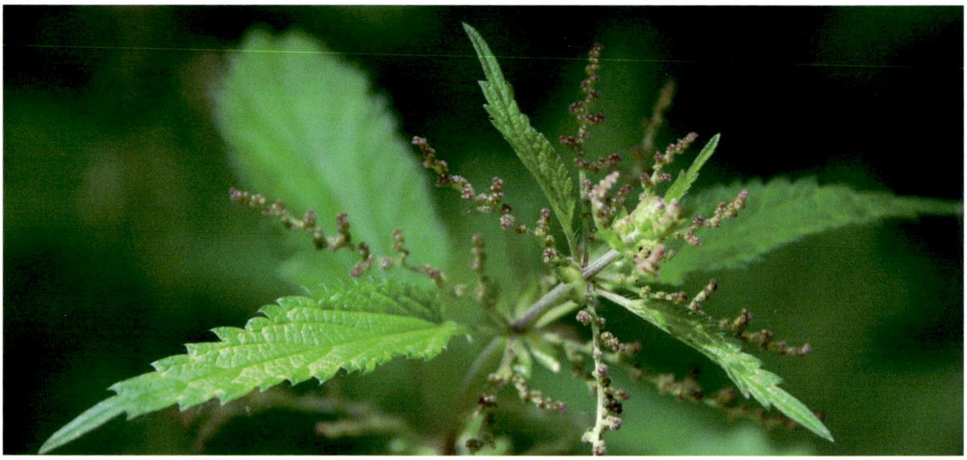

Brennnessel

Löwenzahn, Brennnessel und Zinnkraut regen die Funktion der Leber, der Nieren, des Darms und das Lymphsystem an und aktivieren dadurch gleichzeitig den Hautstoffwechsel. So wird die Haut auf sanfte Weise in Balance gebracht.

Gesunde Haut durch Frischpflanzensäfte

Frischpflanzensäfte helfen dem Körper dabei, innere Stoffwechselabläufe zu harmonisieren und Hautbeschwerden allmählich abheilen zu lassen.
Die Säfte der vierwöchigen Kur werden in wöchentlicher Abfolge eingenommen, in der ersten Woche ausschließlich **Löwenzahnsaft.** Er stärkt nicht nur die Leberfunktion, sondern verbessert auch die Ausscheidung harnpflichtiger Substanzen. Auf diese Weise können entzündliche Prozesse in der Haut abklingen. Im Lymphsystem werden regulierende Prozesse angeregt, die wiederum entzündungshemmende Zellen aktivieren. Betroffene Hautareale schwellen ab, das Brennen und der Juckreiz auf der Haut lassen nach. Außerdem nimmt die Hautfeuchtigkeit zu und das Spannungsgefühl der Haut vermindert sich.

Empfehlung

Anwendung

1. Woche: Löwenzahnsaft
2. Woche: Brennnesselsaft
3. Woche: Löwenzahnsaft
4. Woche: Zinnkrautsaft

Löwenzahn- und Zinnkrautsaft: 3 × 15 ml oder 2 × 22,5 ml täglich, Brennnesselsaft: 3 × 10 ml oder 2 × 15 ml täglich

- in 150 ml Wasser oder Kräutertee (z. B. Detox-Tee) trinken
- 10 – 15 Minuten vor den Mahlzeiten einnehmen
- Dauer der Kur: 4 – 6 Wochen, bei chronischen Hautkrankheiten 8 Wochen

Wirkung

- Stärkt Leber, Nieren, Darm und Lymphe
- Harmonisiert den Stoffwechsel
- Setzt regulierende Prozesse im Lymphsystem in Gang
- Leitet vermehrt Harnsäure aus
- Lindert Hautentzündungen, Schwellungen, Spannen und Brennen der Haut
- Entschlackt und festigt das Bindegewebe

Der blutreinigende **Brennnesselsaft** der zweiten Kurwoche hat schmerzlindernde Eigenschaften und wirkt durch die vermehrte Ausleitung von Harnsäure entzündlichen Prozessen an der obersten Hautschicht und im Zwischenzellgewebe entgegen. Schwellungen, Entzündungen und eitrige Hauterscheinungen können abheilen. Die aufeinanderfolgende Einnahme von Löwenzahnsaft und Brennnesselsaft verstärkt die Wirkkraft der beiden Frischpflanzensäfte. Deshalb steht in der dritten Woche nochmals **Löwenzahnsaft** mit seinen ausleitenden und regenerierenden Eigenschaften auf dem Kurplan.

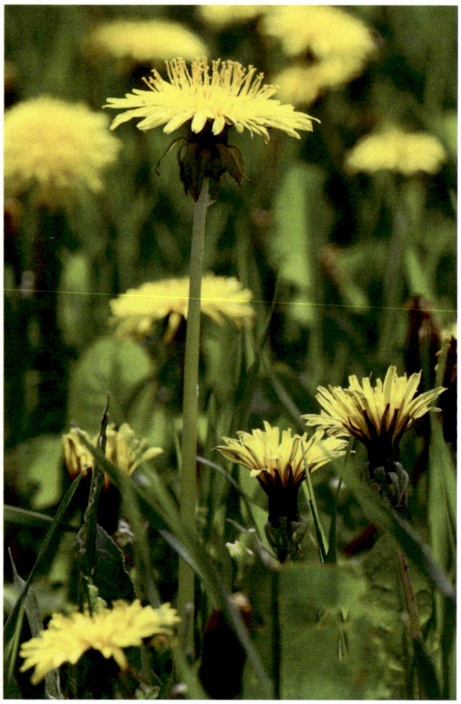

Löwenzahn

In der vierten Woche folgt **Zinnkrautsaft.** Zinnkraut hat eine entschlackende Wirkung und festigt das Bindegewebe. Hier liegen vornehmlich feine Hautkapillaren, die gut mit Nährstoffen versorgt werden. Für bakterielle oder entzündliche Prozesse im Bereich der äußeren Hautschichten ist Zinnkraut ideal geeignet. Es stärkt das Immunsystem und mobilisiert die Abwehrzellen. Auf diese Weise trägt es wesentlich zu Wundheilungsprozessen der Haut bei.
Die Behandlung chronischer Hautentzündungen braucht ihre Zeit. Bis die gewünschten Umstimmungsprozesse im Stoffwechsel in Gang gekommen sind, vergehen in der Regel vier Wochen. Für den vollen Wirkeffekt sollte die Kur deshalb mindestens acht Wochen lang regelmäßig angewendet werden. Sie kann anschließend weitere sechs bis acht Wochen fortgeführt werden. Für eine vierwöchige Kur werden zwei Flaschen Löwenzahnsaft, eine Flasche Brennnesselsaft und eine Flasche Zinnkrautsaft benötigt.

Unterstützende Maßnahmen

Eine zuckerreiche Ernährung fördert die Entstehung von Hautunreinheiten. Während der Kur sollte deshalb jeglicher Zucker vermieden werden. Eine gesunde und vitaminreiche Nahrung hingegen, z. B. Rohkost, verstärkt den Eigenschutz der Hautzellen.
Zudem müssen täglich zwei bis drei Liter Wasser zusätzlich getrunken werden. Die Pflanzensäfte lösen zwar

schädliche Substanzen und setzen die Entgiftung in Gang, doch erst Wasser spült die gelösten Schlacken richtig heraus. Auch basisch wirkende Detox-Tees steigern den Kurerfolg.
Ergänzend ist eine Detox-Hautpflege zu empfehlen: Basische Vollbäder, z. B. mit Zinnkrautextrakt, Schwitzen in der Sauna und Wasseranwendungen nach Kneipp unterstützen die Haut beim Entgiften. Regelmäßige Bürstenmassagen unter der Dusche verbessern die Durchblutung der Haut und verstärken dadurch den Abtransport von Schlacken. Dabei wird mit der Bürste immer zum Herzen hin gestrichen.

Der schnellste Weg zur Gesundheit ist die Entgiftung.

PARACELSUS Arzt und Philosoph (1493 – 1541)

Für die tägliche Hautpflege sollten paraffinfreie Produkte verwendet werden. Denn hochwertige Pflanzenöle, die den hauteigenen Lipiden sehr ähnlich sind, integrieren sich auf natürliche Weise in die Haut und verstopfen die Poren nicht. Peelings oder Gesichtsmasken aus Heilerde tragen abgestorbene Hautzellen, Schmutz und Schweiß ab – und die Haut kann wieder strahlen. Der Verzicht auf Alkohol, Zigaretten und zu viel Sonne, weniger Stress und mehr Schlaf tragen ebenfalls zur Verbesserung des Hautbildes bei.

Zinnkraut-Limonade

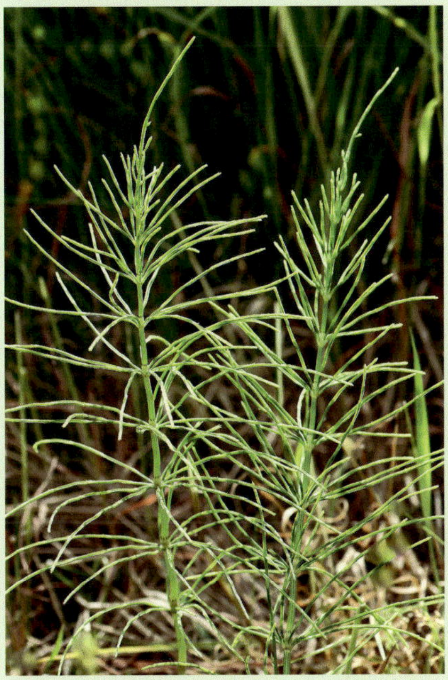

Zutaten

- 15 ml Zinnkrautsaft
- 150 ml Wasser
- 1 Bio-Orange
- 1 Bio-Zitrone

Zubereitung

Den Zinnkrautsaft mit Wasser und etwas frisch gepresstem Orangen- und Zitronensaft mischen. Die fruchtige Limonade hilft dem Organismus beim Entschlacken. Mit Eiswürfeln gekühlt ist sie auch ein erfrischendes und gesundes Sommergetränk.

Gesunde Gelenke

GELENKSCHMERZEN, RHEUMA, GICHT

Rheumatische Erkrankungen wie Gicht, Arthrose oder Arthritis werden durch die Einlagerung überschüssiger Stoffwechselendprodukte ausgelöst. Sie verursachen Entzündungsreaktionen im Körper, die mit starken Gelenkschmerzen verbunden sind. Die Frischpflanzensaftkur mit Birkensaft, Brennnessel und Löwenzahn unterstützt auf sanfte Weise die Ausleitung dieser Stoffwechselendprodukte über Nieren und Darm.

Gelenkschmerzen lindern

Heftige Schmerzen in den Gelenken, Muskeln und Geweben sind typische Anzeichen von rheumatischen Beschwerden, die zu erheblichen Bewegungseinschränkungen und Versteifungen des Körpers führen können. Ursache dafür sind häufig Stoffwechselendprodukte und Schlackenstoffe, die sich in den Körperzellen und im Gewebe ablagern. Die Heilpflanzen Birke, Brennnessel und Löwenzahn wirken auf natürliche Weise entschlackend und ihre harntreibende Wirkung leitet Abfallprodukte des Stoffwechsels über die Nieren aus.

Bei konsequenter Anwendung der Frischpflanzensäfte gehen Entzündungsreaktionen im Zwischenzellgewebe zurück, Schmerzen lassen nach und die Einnahme starker

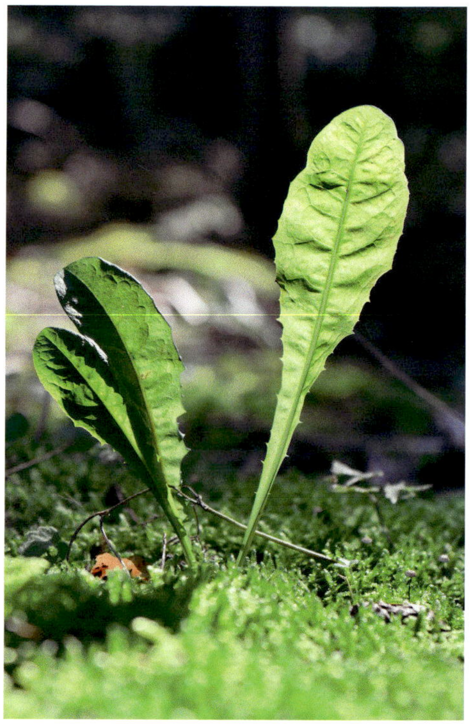

Löwenzahn

Schmerzmittel kann reduziert werden. Der Körper wird wieder beweglicher, was sich zusätzlich positiv auf den Organismus auswirkt. Denn fehlende Bewegung ist eine der Hauptursachen für die Einlagerung von harnpflichtigen Stoffwechselendprodukten im Körper.

Stoffwechselendprodukte ausleiten

Die kombinierte Frischpflanzensaftkur empfiehlt sich bei chronischen rheumatischen Beschwerden und anderen akuten Schmerzzuständen, sie kann aber auch als reinigende Frühjahrskur angewendet werden. Pflanzensäfte aus frischen **Birkenblättern** haben sich seit Jahrzehnten bei entzündlichen Gelenkschmerzen und Beschwerdebildern des rheumatischen Formenkreises bewährt. Auch zur Vorbeugung von bakteriellen oder entzündlichen Erkrankungen

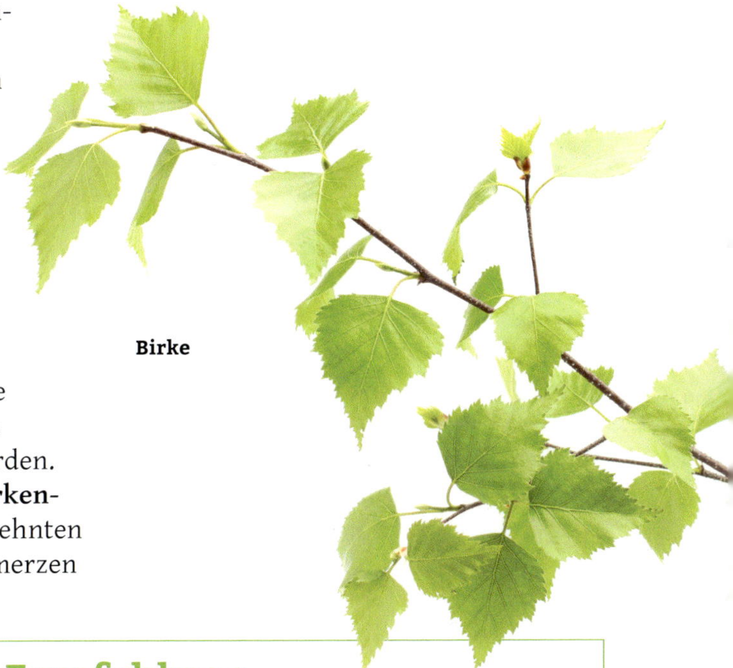

Birke

Empfehlung

Anwendung

2 × 15 ml je Birken- und Brennnesselsaft (morgens und mittags) und 1 × 15 ml Löwenzahnsaft (abends) täglich
- in 150 ml Wasser oder Kräutertee (z. B. Basen-Aktiv Tee) trinken
- 10 – 15 Minuten vor den Mahlzeiten einnehmen
- Dauer der Kur: 4 – 8 Wochen

Wirkung

- Leitet Stoffwechselendprodukte aus
- Stärkt Nieren und Blase sowie die Leberfunktion
- Senkt den Harnsäurespiegel
- Reduziert Entzündungsreaktionen, Gelenkschmerzen, Rheuma und Gicht
- Kann die Einnahme von Schmerzmitteln vermindern

der harnableitenden Wege bzw. zur Durchspülungstherapie von Nieren und Blase ist Birke geeignet. Sie eliminiert Stoffwechselendprodukte, die entzündliche Reaktionen auslösen können, und fördert die Ausscheidung harnpflichtiger Substanzen.
Dank der natürlich-sanften Wirkung der Birkenblätter sind auch Langzeittherapien möglich, die nachhaltig zur Linderung rheumatischer Beschwerden beitragen.
Brennnesselsaft stärkt die Ausscheidungsorgane Niere und Blase und wirkt entzündlichen Prozessen an der Gelenkinnenhaut oder im Zwischenzellgewebe entgegen. Gelenke schwellen ab und entzündliche rheumatische Schwellungen der Weichteile an den Extremitäten gehen zurück. Harnsäure, die Gichtanfälle auslösen kann, wird vermehrt ausgeleitet. Regelmäßig angewendet, kann Brennnesselsaft entzündlichen Prozessen vorbeugend entgegensteuern. Eine gleichzeitige Einnahme von Birken- und Brennnesselsaft intensiviert deren Wirkkraft synergistisch.
Dieser positive Effekt wird verstärkt durch die regelmäßige Einnahme von **Löwenzahnsaft.** Er stärkt die Leberfunktion, fördert die Harnausscheidung, verbessert die Ausscheidung harnpflichtiger Substanzen und reduziert dadurch den Anstieg der Harnsäure im Blut. Auf diese Weise wirkt er entzündlichen Prozessen im Bindegewebe entgegen und lässt rheumatische Beschwerden abklingen. Die Sauerstoffversorgung im Gewebe wird verbessert, der Mensch wird wieder leistungsfähiger und sein Schlaf erholsamer.
Die Kur sollte mindestens vier, besser acht Wochen lang regelmäßig angewendet werden. Nach diesem Zyklus kann sie für weitere vier bis acht Wochen durchgeführt werden.

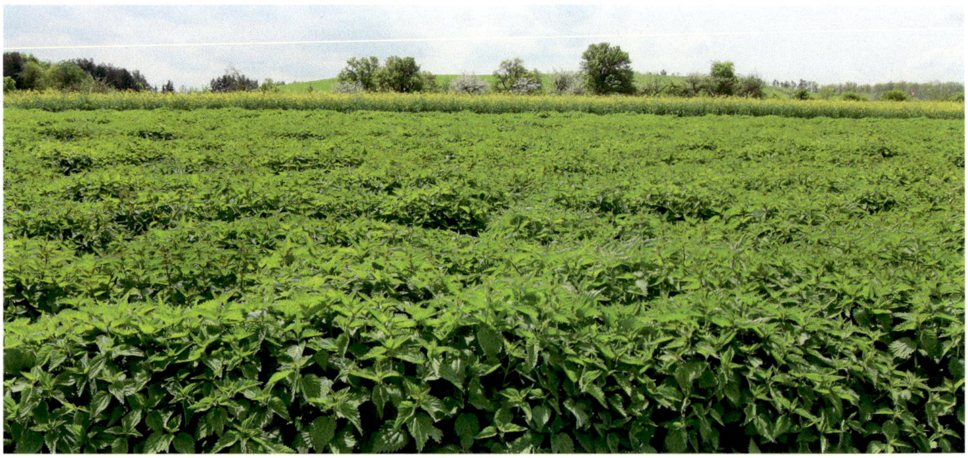

Brennnesselfeld

Für eine vierwöchige Kur benötigt man je vier Flaschen der Frischpflanzensäfte Birke und Brennnessel sowie zwei Flaschen Löwenzahnsaft.

Die Kraft deines Körpers liegt in den Säften der Pflanzen.

SHENNONG Chinesischer Kaiser und vermutlich Verfasser des ältesten Heilpflanzenbuches der Welt (ca. 2800 v. Chr.)

Unterstützende Maßnahmen

Zur Unterstützung der Kur wird der Verzicht auf Alkohol und jegliche Form von Zucker sowie eine Nahrungsumstellung empfohlen: Eine basenreiche Kost steigert die entsäuernde Wirkung der Frischpflanzensäfte. Anstelle von tierischen Fetten und Proteinen sollten Gemüse, Salat und Obst, vollwertige Kohlenhydrate und pflanzliche Öle den Hauptbestandteil des Speiseplans ausmachen.

Damit säure- und schlackenbildende Substanzen zügig aus dem Körper ausgeleitet werden, sollten pro Tag zwei bis drei Liter Wasser und ungesüßte Kräutertees getrunken werden. Detox-Tees fördern den Kurerfolg ebenfalls.

Einreibungen und Packungen mit den Inhaltsstoffen der Heilpflanzen können die Durchblutung anregen und auf diese Weise ergänzend äußerlich zur Schmerzlinderung beitragen.

Birkensaft-Caipirinha

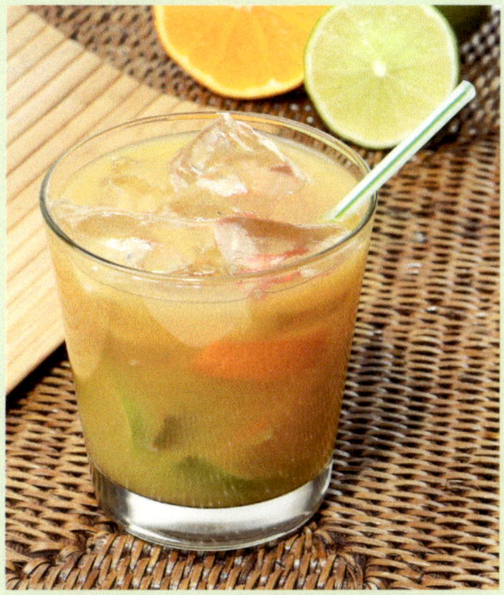

Zutaten

- ½ Bio-Limette
- 1 – 2 Bio-Orangenschnitze
- Eiswürfel
- 15 ml Birkensaft
- 20 ml Zinnkrautsaft
- 60 ml Orangensaft, frisch gepresst

Zubereitung

Limette und Orangenschnitze in einem Longdrink- oder Caipirinhaglas zerdrücken. Die Eiswürfel ins Glas geben und alles mit Birken- und Zinnkrautsaft sowie Orangensaft auffüllen. Der alkoholfreie Birkensaft-Caipirinha ist ein erfrischender Drink für jeden Anlass.

Gesunde Blase

BLASENKUR

Vor allem Frauen leiden unter wiederkehrenden Blasenentzündungen, die im Alltag eine erhebliche Belastung darstellen können. Ursache dafür sind meist Bakterien, die durch die Harnröhre in die Blase wandern und schmerzhafte Entzündungsreaktionen auslösen. Durch die regelmäßige Einnahme der Frischpflanzensäfte Echinacea, Schwarzrettich und Zinnkraut können akute und chronische Blasenentzündungen allmählich abheilen.

Blasenentzündung

Eine Blasenentzündung kann während eines akuten Geschehens äußerst unangenehm verlaufen. Schmerzen in der Harnröhre, Brennen beim Wasserlassen, häufiger und plötzlicher Harndrang, Wasserlassen von kleinen Mengen und Druckschmerzen im Bereich der Blase sind typische Merkmale einer Entzündung der Blasenwand. Der Urin erscheint häufig milchig-trüb, bei einer ausgeprägten Blasenentzündung gegebenenfalls gerötet, wenn die Blasenschleimhaut blutet.

Blasenentzündungen betreffen vorwiegend Frauen, weil die weibliche Harnröhre nur 2,5 bis 4 cm lang und damit deutlich kürzer ist als beim Mann. Bakterien, Viren und Pilze können von außen schnell in die Blase eindringen. Männer mit

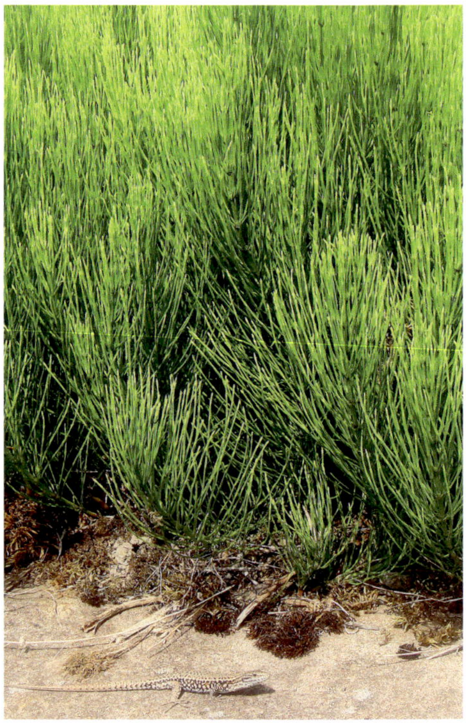

Zinnkraut

Erkrankungen der Vorsteherdrüse können aber ebenfalls unter Blasenentzündungen leiden.
Zur Vorbeugung und Behandlung von Blasenentzündungen eignet sich die Durchspülungstherapie, die durch die Frischpflanzensäfte Echinacea, Schwarzrettich und Zinnkraut wirksam unterstützt wird.

Abwehrkräfte stärken

Das Zusammenwirken der Frischpflanzensäfte Echinacea, Schwarzrettich und Zinnkraut bei der Blasenkur stärkt die körpereigenen Abwehrkräfte auf sanfte und natürliche Weise und hat einen positiven Effekt auf den Gesamtorganismus.
Schon die amerikanischen Ureinwohner nutzten **Echinacea** (auch Purpursonnenhut) bei Verletzungen, Verbrennungen, Zahnschmerzen und Schlangenbissen. Bei regelmäßiger Anwendung stärkt die Pflanze nachweislich das Immunsystem und regt die Abwehrkräfte des Körpers an, vor allem bei Blasenentzündungen und grippalen Infekten.
Wissenschaftliche Untersuchungen zeigen, dass die Heilpflanze wirksam gegen Bakterien vorgehen kann.

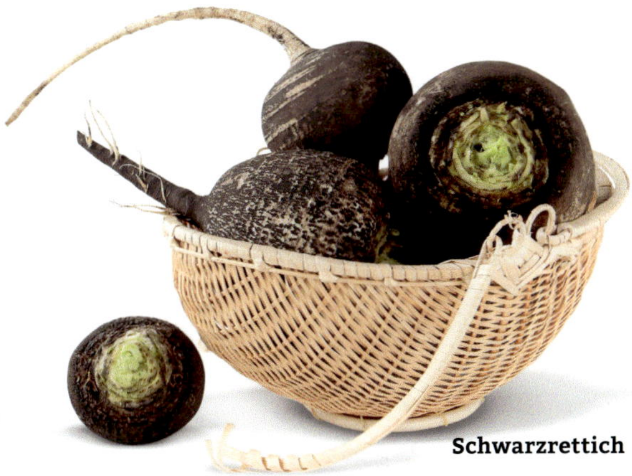

Schwarzrettich

Empfehlung

Anwendung

2×5 ml Echinacea- und je 2×15 ml Schwarzrettich- und Zinnkrautsaft (morgens und abends) täglich

- in ca. 150 ml Wasser trinken
- 10 – 15 Minuten vor den Mahlzeiten einnehmen
- Dauer der Kur: mindestens 2 Wochen, bei chronischen Leiden 8 Wochen

Wirkung

- Stärkt das Immunsystem
- Schützt vor Infektionen der ableitenden Harnwege
- Fördert die Harnausscheidung
- Baut Nierengrieß ab

Auch **Schwarzrettichsaft** trägt aufgrund seiner Inhaltsstoffe und seines hohen Vitamin-C-Gehaltes zur Stärkung der körpereigenen Abwehr bei und bietet damit Schutz vor Infektionen der ableitenden Harnwege. Der Presssaft aus frischen Schwarzrettichwurzeln regt zudem den Gallenfluss an und wird traditionell angewendet zur Unterstützung bei leichten Verdauungsbeschwerden.

Zinnkraut (auch Ackerschachtelhalm) ist stark harntreibend, regt die Nierentätigkeit an und verstärkt dadurch die Urinausscheidung. Es sorgt für durchgängige Harnwege und baut Nierengrieß ab. Der Frischpflanzensaft eignet sich für eine Durchspülungstherapie bei bakteriellen oder entzündlichen Erkrankungen der ableitenden Harnwege oder zu ihrer Vorbeugung. Krankheitserreger werden mit dem Urin ausgespült. Außerdem fördert Zinnkraut den Heilungsprozess bei schlecht abheilenden Wunden und stärkt das Immunsystem. So schützt die Heilpflanze auch vor Virusinfektionen.

Bei akuten Entzündungen empfiehlt es sich, pro Tag zusätzlich 75 ml **Cranberry-Brennnesselsaft** zu sich zu nehmen. Kanadische Cranberrys weisen eine deutliche Säurenote auf und unterstützen zusammen mit der blutreinigenden Brennnessel durch ihre Antioxidanzien die Blasengesundheit.

Bei chronischen Beschwerden zeigt sich eine Umstimmung erst nach sechs Wochen. Um den vollen Wirkeffekt der Kur zu spüren, sollte sie deshalb acht Wochen lang regelmäßig angewendet werden. Nach diesem Zyklus und einer Pause von einer Woche kann die Kur für weitere sechs bis acht Wochen fortgeführt werden.

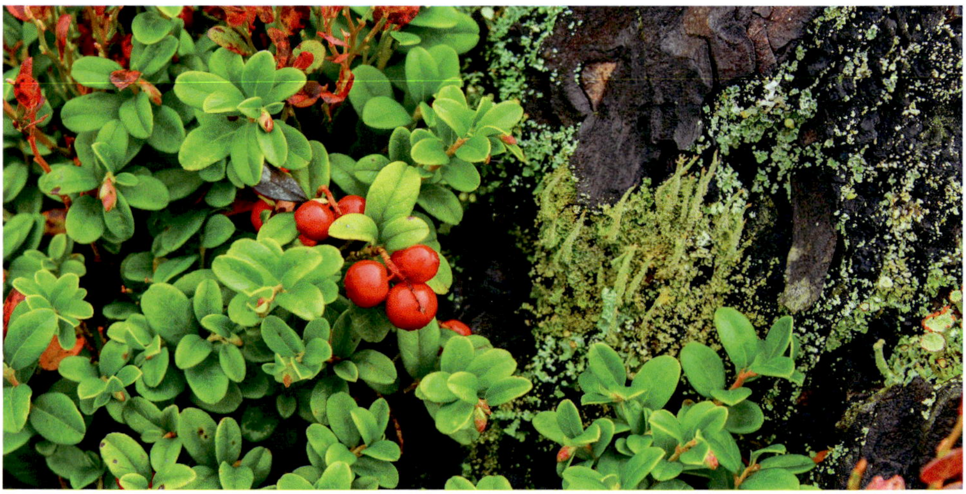

Cranberrys

Für eine Zwei-Wochen-Kur werden eine Flasche Echinacea-, zwei Flaschen Schwarzrettich- und zwei Flaschen Zinnkrautsaft benötigt. Eine 750-ml-Flasche Cranberry-Brennnesselsaft reicht für 10 Tage.

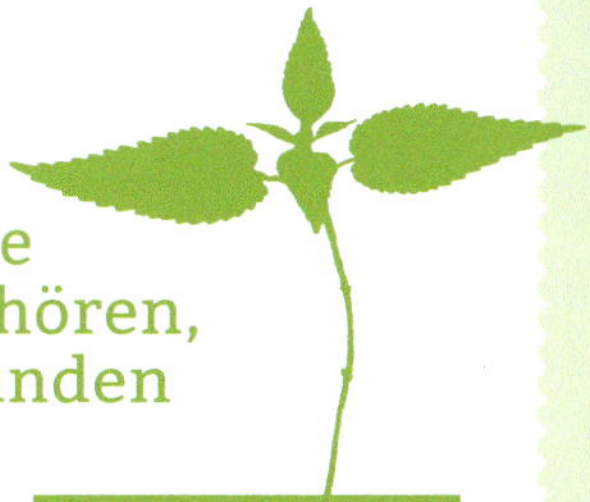

> Wir müssen auf die Stimme unserer Seele hören, wenn wir gesunden wollen.
>
> HILDEGARD VON BINGEN
> Deutsche Mystikerin und Heilerin (1098 – 1179)

Unterstützende Maßnahmen

Die Kur sollte durch reichlich Flüssigkeit – mindestens zwei bis drei Liter Wasser pro Tag – ergänzt werden. Außerdem sind Tees zu empfehlen, die die Harnausscheidung anregen. Kaffee, Alkohol und Zucker sind bei akuten Erkrankungen besonders belastend für den Organismus. Auf sie sollte während der Kur verzichtet werden. Eine vitaminreiche, basische Kost hingegen, die die Abwehrkräfte des Körpers zusätzlich stärkt, tut dem Körper gut. Bei einer Blasenentzündung sollte warme Unterkleidung getragen und Unterkühlung und Nässe vermieden werden. Sobald Harndrang spürbar wird, die Blase entleeren.

Echinacea-Apfel-Smoothie

Zutaten

- 1 kleine Mango
- 1 roter Bio-Apfel
- 1 Passionsfrucht
- ca. 100 ml Orangensaft, frisch gepresst
- 10 ml Echinaceasaft
- Wasser nach Belieben

Zubereitung

Das Obst bis auf den Apfel schälen und das Fruchtfleisch in Stücke schneiden. Im Mixer so lange pürieren, bis ein geschmeidiges Fruchtpüree entstanden ist. Den Orangen- und Echinaceasaft dazugeben und alles gut durchmixen. Zum Schluss nach Belieben Wasser dazugießen und verrühren. Den Smoothie in ein hohes Saftglas füllen.

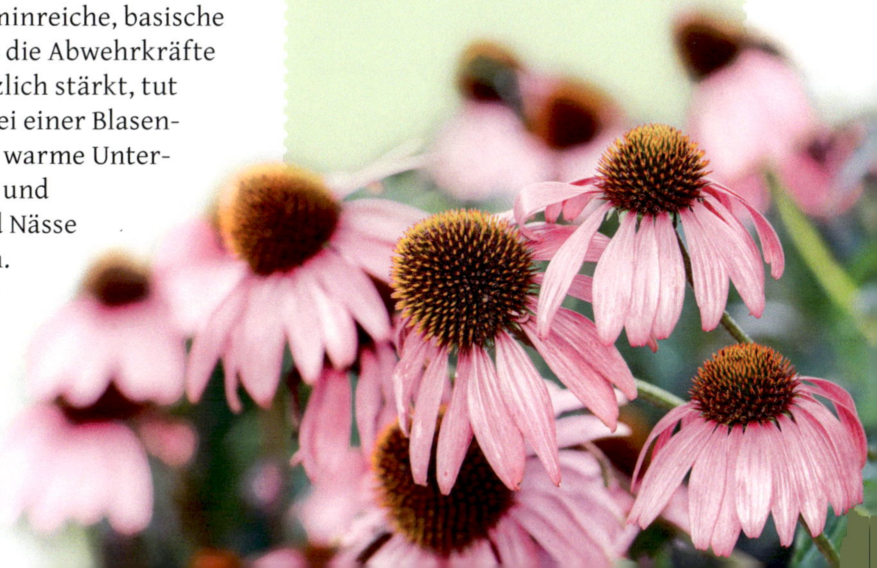

Echinacea

Den Körper reinigen und regenerieren

AUSLEITUNGS- UND REGENERATIONSKUR

Die Frischpflanzensäfte der Ausleitungs- und Regenerationskur bauen Stoffwechselschlacken ab, optimieren den Blutumfluss und versorgen alle Körperzellen mit Sauerstoff, Mineralien, Vitaminen und Vitalstoffen. So wird der Körper auf natürliche Weise entgiftet und regeneriert. Gleichzeitig kräftigt die Kur das Immunsystem und hilft dem Organismus dabei, Infekten vorzubeugen.

Das Immunsystem stärken

Ein gesundes und funktionierendes Immunsystem ist der beste Selbstschutz des Körpers. Es ist zwar äußerst leistungsfähig, doch seine Abwehrfähigkeit wird durch vielfältige Belastungen geschwächt. Neben Stress, Zigaretten, Alkohol und einem Mangel an frischen und nährstoffreichen Lebensmitteln kämpft das

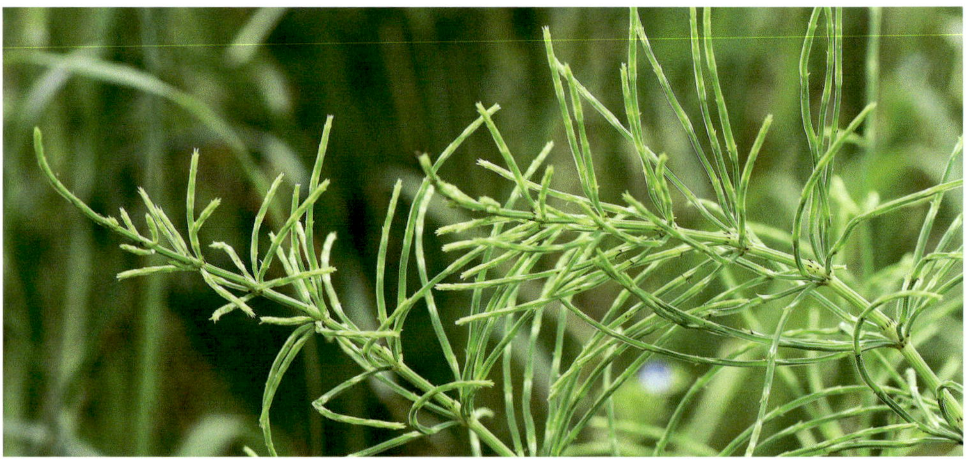

Zinnkraut

Immunsystem täglich mit der zunehmenden Umweltbelastung. Abfallprodukte des Stoffwechsels, Giftstoffe aus der Umwelt, Bakterien und Viren können die Körperabwehr stark beeinträchtigen.
Bewegung, ausreichender Schlaf, weniger Hektik im Alltag und eine ausgewogene Ernährung hingegen erhöhen die Abwehrtätigkeit der Immunzellen.
Die vierwöchige Frischpflanzensaftkur mit Zinnkraut, Bärlauch, Schwarzrettich und Ingwer stärkt das Immunsystem auf natürliche Weise. Sie eignet sich deshalb besonders gut als Herbstkur zur Vorbereitung und Kräftigung vor Beginn des Winters.

Ausleiten und entgiften

Das breite Wirkspektrum der Frischpflanzensäfte trägt zur Ausleitung von Schadstoffen bei. Durch die aufeinander aufbauende Kombination der verschiedenen Heilpflanzen werden Abbauprodukte des Stoffwechsels und Schlacken auf natürliche Weise gelöst und ausgespült. Der Körper kann sanft entgiften und gleichzeitig regenerieren, denn die Säfte liefern ihm dank ihrer schonenden Zubereitung alle Spurenelemente und Vitamine der Pflanzen.
Pro Woche wird jeweils ein Frischpflanzensaft eingenommen. In der ersten Woche sorgt **Zinnkrautsaft** mit seiner entwässernden Wirkung

Empfehlung

Anwendung

1. Woche: Zinnkrautsaft
2. Woche: Bärlauchsaft
3. Woche: Schwarzrettichsaft
4. Woche: Ingwersaft

3×10 ml oder 2×15 ml je Frischpflanzensaft täglich

- in 150 ml Wasser oder Kräutertee (z. B. Detox-Tee) trinken
- 10 – 15 Minuten vor den Mahlzeiten einnehmen
- Dauer der Kur: 4 Wochen

Wirkung

- Leitet schädliche Substanzen aus
- Regeneriert und stärkt das Immunsystem
- Fördert die Harnausscheidung
- Baut Nierengrieß ab
- Beugt bakteriellen und entzündlichen Erkrankungen der ableitenden Harnwege vor
- Stärkt Herz, Kreislauf und Blutgefäße
- Gleicht Bluthochdruck aus
- Wirkt entzündungshemmend
- Harmonisiert den Magen-Darm-Trakt

für die Ausleitung von Schlacken. Harnsäure, die als Schadstoff im Körper Gicht verursachen kann, wird vermehrt ausgeschieden. Gleichzeitig wird das Herz entlastet, der Kreislauf gestärkt und das Bindegewebe gefestigt. Eine Durchspülungstherapie mit Zinnkraut eignet sich zur Behandlung oder Vorbeugung von bakteriellen und entzündlichen Erkrankungen der ableitenden Harnwege. Nierengrieß wird abgebaut und mit dem Harn ausgeschwemmt. Außerdem stärkt Zinnkraut das Immunsystem und mobilisiert Abwehrzellen, z. B. bei schlecht heilenden Wunden, und schützt vor Virusinfektionen, u. a. vor Parainfluenza-Viren.
Die Wirkstoffe von **Bärlauchsaft** in der zweiten Kurwoche haben einen günstigen Einfluss auf die Blutfettwerte und unterstützen dadurch Herz und Blutgefäße in ihrer Funktion. Die regelmäßige Einnahme von Bärlauch beugt einer Gefäßverkalkung (Arteriosklerose) vor, wirkt sich aber auch ausgleichend bei Bluthochdruck aus. Die Pflanze entfaltet ihre durchblutungsfördernde Wirkung vornehmlich bei kalten Händen und Füßen. Auch die Durchblutung im Kopf wird verbessert und damit Gedächtnisschwäche, Schwindelgefühl und Leistungsschwäche entgegengewirkt. Zudem tragen die bioaktiven Stoffe von Bärlauch zur Bildung von Verdauungsenzymen und zum Erhalt einer gesunden Darmflora bei.
Der Vitamin-C-reiche **Schwarzrettichsaft** ist abwehrstärkend und ein bewährtes Heilmittel bei der Behandlung von Erkältungskrankheiten und Infektionen des Bronchialsystems (Katarrh der oberen Luftwege). Seine schleimlösende Wirkung bei Husten und Heiserkeit ist von alters her bekannt. Die sekretionsanregenden Wirkstoffe des Schwarzrettichs regen die Produktion verdauungsfördernder Gallenflüssigkeit an. Auf diese Weise kann Gallenbeschwerden vorgebeugt werden.

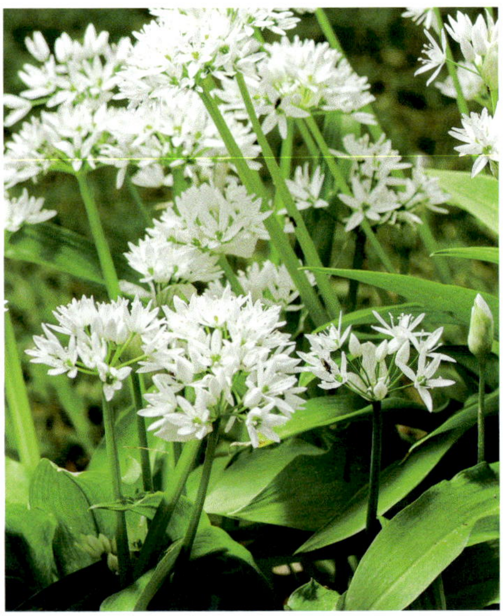

Bärlauch

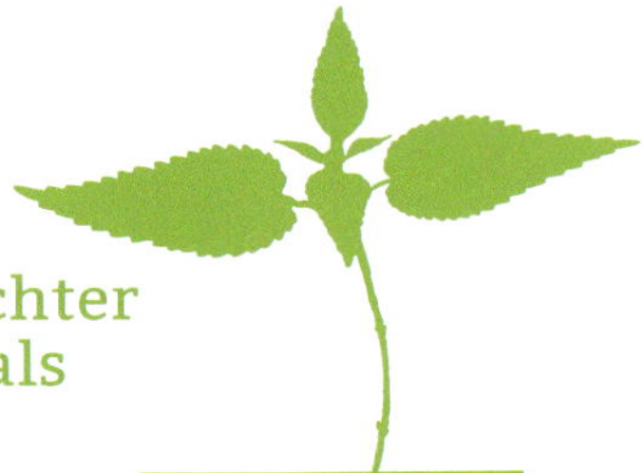

Den Leib soll man nicht schlechter behandeln als die Seele.

HIPPOKRATES VON KOS
Griechischer Arzt (um 460 v. Chr. – 370 v. Chr.)

Ingwersaft schließt die vierwöchige Kur ab. Mit seiner durchwärmenden Eigenschaft gibt der Pflanzensaft aus dem Ingwerwurzelstock Kraft für die kalte Jahreszeit. Seine beruhigende Wirkung entfaltet er auch bei Schwindel. Er lindert zudem Beschwerden des Magen-Darm-Trakts, wie Übelkeit und Erbrechen bei Reisekrankheit. Er ist appetitanregend, magenstärkend und hilft bei Verdauungsbeschwerden wie Völlegefühl und Blähbauch.
Für eine vierwöchige Kur benötigt man je eine Flasche der Frischpflanzensäfte Zinnkraut, Bärlauch, Schwarzrettich und Ingwer. Zur Verstärkung ihres ausleitenden und regenerierenden Effekts kann die Kur für einen weiteren Zyklus wiederholt werden.

Unterstützende Maßnahmen

Während der Kur sollte auf alle Zuckerarten verzichtet werden. Zwei bis drei Liter Wasser oder Basen-Aktiv Tee pro Tag werden empfohlen, denn mit dem Harn werden die gelösten Schlacken ausgespült. Eine Bereicherung des Kurplans sind Cocktails, die aus den Frischpflanzensäften gemixt werden. Während der Kur sind außerdem mehr Ruhephasen, weniger Stress, Yoga, Spaziergänge oder leichte Sportarten wie Nordic Walking zu empfehlen.

Ingwer-Smoothie

Zutaten
- ½ Bio-Apfel
- 1 kleine Bio-Banane
- 1 Bio-Zitrone
- 1 Bio-Limette
- 20 ml Ingwertrunk
- 1 TL Honig

Zubereitung
Den Apfel und die Banane klein schneiden, die Zitrone und Limette auspressen. Die Früchte mit Ingwertrunk, dem Zitronen- und Limettensaft sowie Honig mischen und im Mixer cremig pürieren. Der feinwürzige Geschmack des Ingwers macht diesen Smoothie so besonders.

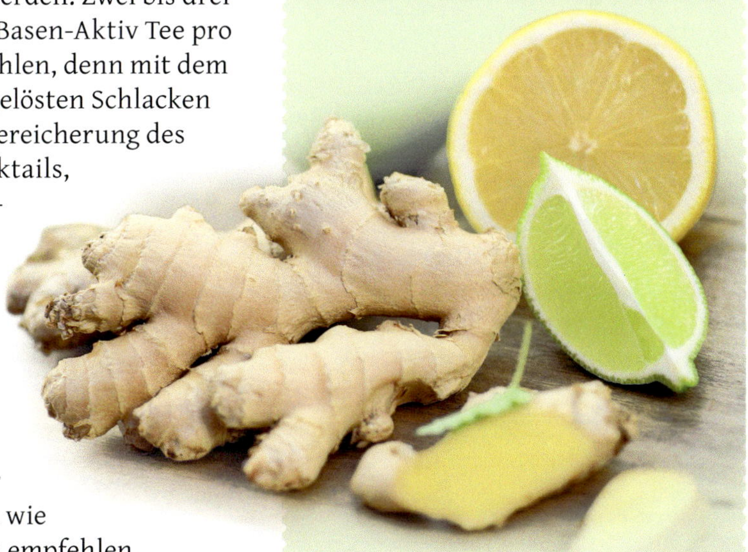

Mehr Energie und Vitalität

WECKE DIE LEBENSKRAFT IN DIR

Nach einem langen und kalten Winter wollen wir mit Beginn des Frühlings wieder richtig durchstarten. Doch viele Menschen klagen über anhaltende Frühjahrsmüdigkeit und Lustlosigkeit. Ihnen fehlt die nötige Energie für die Bewältigung des Alltags und sie fühlen sich antriebslos. Die vitaminreichen Pflanzensäfte der Frühjahrskur entgiften den Organismus, wirken leistungssteigernd und aktivieren die Lebenskräfte.

Die Lebensenergie in Schwung bringen

Der Frühling kommt mit aller Macht und leuchtet in allen Farben. Während die einen ihn mit allen Sinnen genießen können und aktiv sind, fühlen sich andere müde und schlapp. Sie klagen über körperliche und geistige Erschöpfung und haben ein erhöhtes Schlafbedürfnis.

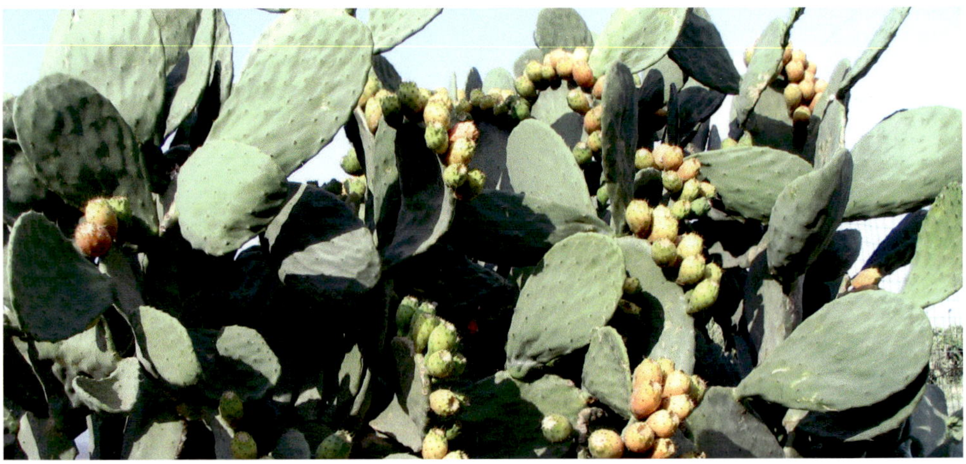

Kaktusfeige

Wenn die Tage wieder länger werden und es wärmer wird, kommt der Körper häufig nur langsam in Schwung. Eine Ursache dafür ist, dass die beiden körpereigenen Hormone Serotonin und Melatonin noch nicht im Gleichgewicht sind.
Ihre Bildung im Gehirn wird maßgeblich durch die Aufnahme von Licht gesteuert. Im Winter mit seinen langen Dunkelheitsphasen bildet sich vermehrt das sogenannte Schlafhormon Melatonin. Im Frühjahr wird mit zunehmender Sonneneinstrahlung die Produktion des im Volksmund „Glückshormon" genannten Serotonins angekurbelt. Serotoninmangel schlägt aufs Gemüt, und Müdigkeit sowie depressive Verstimmungen können auftreten.

Frischekick durch Frischpflanzensäfte

Die Frühjahrskur mit den vier Frischpflanzensäften Sellerie, Zwiebel, Kaktusfeige und Petersilie sorgt für neue Energie. Ihre Wirkstoffe ergänzen sich optimal, entschlacken den Körper und steigern die Leistungsfähigkeit.
Selleriesaft ist reich an Vitaminen des B-Komplexes. Sie wirken nervenstärkend und können Gereiztheit, nervöse Störungen und gedrückte Stimmung lindern. Außerdem liefert Sellerie wichtige Nährstoffe zur Stärkung der Leber und der Augen, reinigt den Teint und macht das Haar weich und elastisch. Seine verschiedenen ätherischen Öle wirken desinfizierend auf Mund, Rachen, Magen und Darm, Niere, Blase und die ableitenden

Empfehlung

Anwendung

1. Woche: Selleriesaft
2. Woche: Zwiebelsaft
3. Woche: Kaktusfeigensaft
4. Woche: Petersiliensaft

3 × 10 ml oder 2 × 15 ml je Frischpflanzensaft täglich
- in 150 ml Wasser oder Kräutertee (z. B. Basen-Aktiv Tee) trinken
- 10 – 15 Minuten vor den Mahlzeiten einnehmen
- Dauer der Kur: 4 Wochen

Wirkung

- Entgiftet und entschlackt
- Kräftigt Nerven und Gefäße
- Fördert die Harnausscheidung
- Wirkt blutreinigend
- Beugt Infektionen vor
- Reguliert den Blutdruck
- Steigert das Leistungsvermögen
- Stärkt das Immunsystem
- Reguliert das Hormondrüsensystem

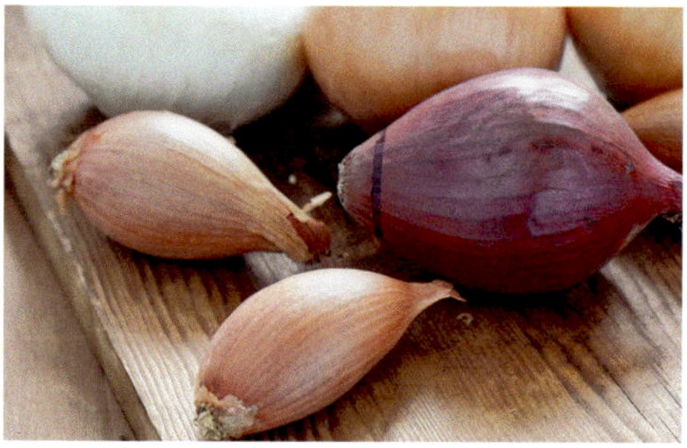

Zwiebeln

Harnwege. Sellerie beseitigt auf natürliche Weise Verdauungsbeschwerden wie Durchfall oder Blähungen und lässt Entzündungen in diesem Bereich abklingen.

Zwiebelsaft mit seinem hohen Gehalt an wichtigen Mineralien (z. B. Zink) und Vitaminen lässt Infektionen abheilen oder beugt ihnen vor. Die ätherischen Öle der Zwiebel haben außerdem antibakterielle Wirkung. Positiv wirkt sich Zwiebelsaft auf einen zu hohen Blutdruck und auf die Elastizität der Blutgefäße aus. So kann er arteriosklerotischen Prozessen an der Gefäßwand entgegensteuern und damit den Blutumlauf in den feinsten Gefäßen von Gehirn, Herz und der Extremitäten verbessern.

Kaktusfeigensaft macht resistent gegen Angriffe von außen und verleiht bei regelmäßiger Einnahme Kraft, um den Anforderungen des Alltags zu begegnen. Der Saft aus den frischen Früchten der Kaktusfeige nimmt positiven Einfluss auf den Zellstoffwechsel und optimiert die Aufnahme lebensnotwendiger Stoffe in jede Körperzelle. Kaktusfeigensaft ist deshalb ein wichtiger Energiespender, der bei Erschöpfung oder erhöhtem Stress wertvolle Unterstützung bietet.

Aber auch Sportler können ihn zur „dopingfreien" Leistungssteigerung anwenden. Der Saft wirkt darüber hinaus entzündungshemmend.

Petersilie ist seit der Antike bekannt und bewährt als vielseitig anwendbare Heilpflanze und als Küchengewürz. Sie ist reich an grünem Blattfarbstoff (Chlorophyll), Vitaminen und Mineralien. Durch die harntreibende Wirkung unterstützt Petersiliensaft Leber und Nieren beim Abtransport von Schlacken und bei der Entgiftung des Körpers. Nieren- und Blasensteinen wird vorgebeugt. Der Verdauungstrakt wird gekräftigt, denn Petersilie wirkt magenstärkend und verdauungsfördernd und hilft bei Sodbrennen und Aufstoßen.

Der Frischpflanzensaft stärkt das Herz, mobilisiert die körpereigenen Abwehrkräfte und reduziert Entzündungszustände im Körper. Er wirkt regulierend auf das Hormondrüsen-

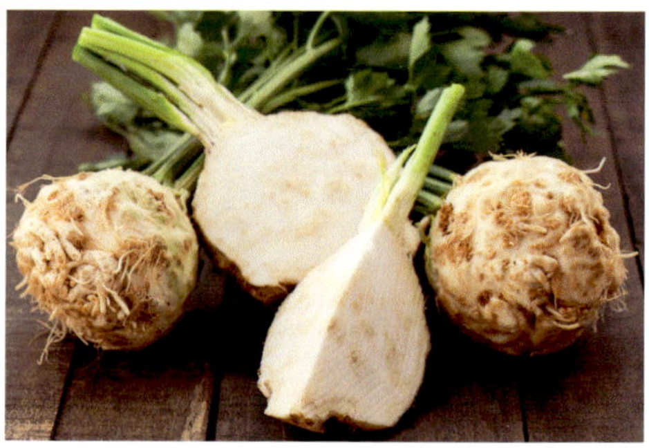

Sellerie

Man schmeckt die Wirkung.

system und trägt bei Erschöpfungszuständen zur Leistungssteigerung bei. Die Kur sollte vier Wochen lang durchgeführt werden. Wer danach eine deutliche Verbesserung feststellt, aber noch nicht seine volle Kraft zurückgewonnen hat, kann die Kur bedenkenlos weitere zwei bis vier Wochen fortführen. Für eine vierwöchige Kur wird von jedem Frischpflanzensaft eine Flasche benötigt.

Unterstützende Maßnahmen

Während der Kur sollte auf Zucker verzichtet werden. Zwei bis drei Liter Basen-Aktiv Tee pro Tag sorgen für eine ausreichende Flüssigkeitszufuhr. Viel Bewegung und Spaziergänge im Sonnenlicht kurbeln den Hormonhaushalt an. Serotonin wird gebildet und lässt die Frühjahrsmüdigkeit bald verschwinden. Ausdauersport wie Joggen oder Nordic Walking, Saunagänge und Wechselduschen bringen den Kreislauf wieder auf Trab.

Bei anhaltender Müdigkeit, Abgeschlagenheit und Konzentrationsproblemen können Vitamine, Mineralstoffe und Spurenelemente helfen, die der Körper durch eine Vollwertkost mit viel Obst und Gemüse erhält. Für die Entschlackung des Körpers lässt sich die Kur auch kombinieren mit der Ausleitungs- und Regenerationskur (siehe Seite 36 ff.).

Petersilien-Drink

Zutaten

- 2 EL Petersiliensaft
- 250 ml Bio-Möhrensaft
- frische Petersilie aus Bio-Anbau

Zubereitung

Den Petersiliensaft und den Möhrensaft gut vermischen und in ein Longdrinkglas füllen. Die frische Petersilie hacken und über das Getränk streuen. Mit einem Stängel Petersilie garnieren.

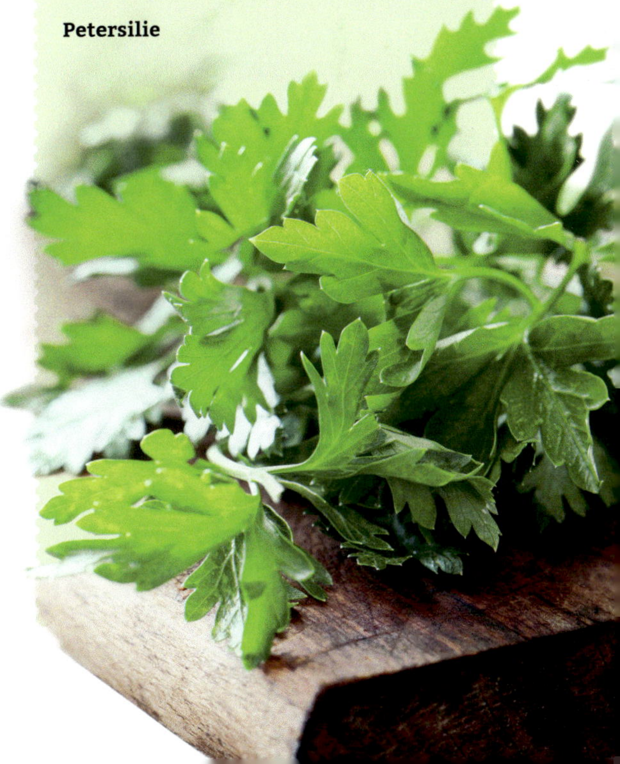

Petersilie

Für eine gesunde Verdauung

MAGEN-DARM-KUR

Völlegefühl, Blähbauch, Bauchschmerzen und Durchfall weisen auf Störungen im Magen-Darm-Bereich hin. Ursachen dafür sind häufig fehlende Bewegung, hastiges Essen und eine zu fette Ernährung. Die Magen-Darm-Kur bringt die Funktionen der Verdauungsorgane ins Gleichgewicht und regt die Ausscheidung harnpflichtiger Substanzen an. Auf diese Weise verbessern Löwenzahn-, Andorn- und Wermutsaft den gesamten Stoffwechsel.

Magen-Darm-Beschwerden

Der Magen-Darm-Trakt umfasst eine Einheit von Organen, die von der Mundhöhle über den Magen, Dünndarm und Dickdarm bis zum Darmausgang (After) reicht. Nahrung wird aufgenommen und zerkleinert, verflüssigt und in Nährstoffe aufgespaltet. Nicht verwertbare Substanzen werden im Dickdarm gesammelt und ausgeschieden. Zahlreiche Drüsen sorgen dafür, dass in allen Abschnitten des

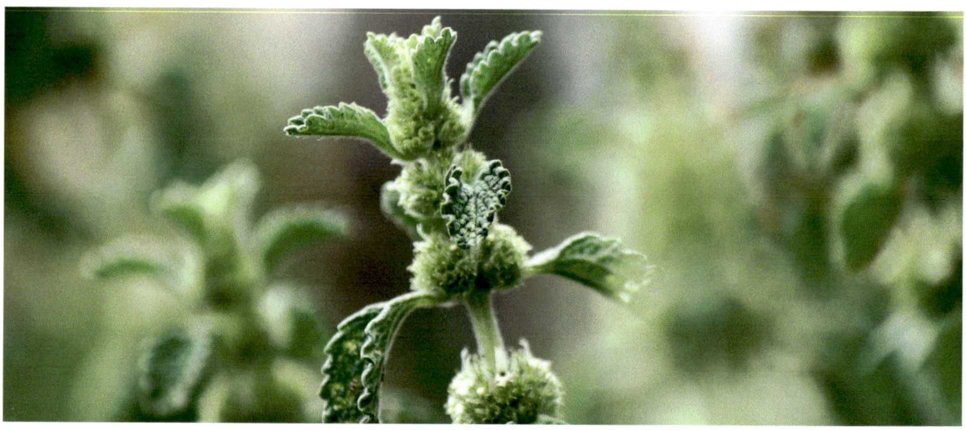

Andorn

Magen-Darm-Traktes ausreichend Flüssigkeit vorhanden ist. Allein im Magen bilden sich täglich ein bis drei Liter Magensaft. Wenn die Drüsen zu wenig Sekrete produzieren, wird der Magen-Darm-Bereich zu trocken und es kommt zu Reizmagen oder Reizdarm aufgrund lokaler entzündlicher Reaktionen an der Schleimhaut des Magen-Darm-Traktes. Durchfall ist immer ein Zeichen der verstärkten Ausscheidungsreaktion des Körpers infolge von Gär- und Fäulnisprodukten, Viren, Bakterien und vielem mehr.
Die Verdauungsorgane können auch durch Stress, Allergien oder andere Reizungen gestört sein und starke Beschwerden verursachen. Eine akute Darmentzündung etwa äußert sich in Durchfall, Bauchschmerzen, Darmkrämpfen und einem starken Durstgefühl. Blähungen entstehen, wenn in Leber, Gallenblase oder Bauchspeicheldrüse zu wenig Verdauungssäfte produziert werden oder die Kanäle, die die Verdauungssäfte in den Dünndarm leiten, blockiert sind.
Zu viel Essen und ungesunde Ernährung begünstigen Darmträgheit und ein Erschlaffen der Darmmuskulatur. In einem trägen Darm lagern sich an der Darmwand Rückstände aus der Nahrung an. Dadurch entstehende Gär- und Fäulnisprozesse mit übel riechenden Gasen und Giftstoffen beeinträchtigen auf Dauer die Darmflora.

Den Verdauungstrakt harmonisieren

Die Kur mit den Frischpflanzensäften Löwenzahn, Andorn und Wermut regt die Tätigkeit der Verdauungsorgane an. **Löwenzahn** verbessert eine gestörte Fettverdauung, die sich durch Völlegefühl sowie Blähungen bemerkbar

Empfehlung

Anwendung

3 × 10 ml je Löwenzahn- und Andornsaft und 2 × 5 ml Wermutsaft (morgens und abends)
täglich

- in 150 ml Wasser oder Kräutertee (z. B. Detox-Tee) trinken
- 10 – 15 Minuten vor den Mahlzeiten einnehmen
- Dauer der Kur: 3 – 6 Wochen

Wirkung

- Harmonisiert die Organe des Verdauungstraktes
- Regt den Gallenfluss an
- Verbessert die Ausscheidung harnpflichtiger Substanzen
- Beseitigt Verdauungsstörungen
- Wirkt Gär- und Fäulnisprozessen im Darm entgegen

macht, und stärkt die Leber. Er fördert den Gallenfluss und die Ausscheidung harnpflichtiger Substanzen. Verdauungsstörungen werden beseitigt, da Löwenzahnsaft neben der Leber auch die Bauchspeicheldrüse anregt, was wiederum Gär- und Fäulnisprozessen im Darm entgegenwirkt. Diese können durch falsche Ernährung und eine ungünstige Lebensweise entstehen, nach Infektionen des Magen-Darm-Traktes mit Fäulnis- oder Gärkeimen oder nach der Anwendung von Antibiotika. Regelmäßig eingenommen sorgt Löwenzahnsaft für eine bessere Sauerstoffversorgung im Gewebe und damit für neue Kraft und Energie.
Blähungen, Völlegefühl und ein aufgetriebener Bauch mit Spannungsgefühl können auch mit nervösen Reizzuständen des Magens einhergehen.
Andornsaft lindert diese Beschwerden, schmerzhafte Blähungen und Krämpfe verschwinden. Auch reflektorische Herzbeschwerden durch Gasansammlung im quer verlaufenden

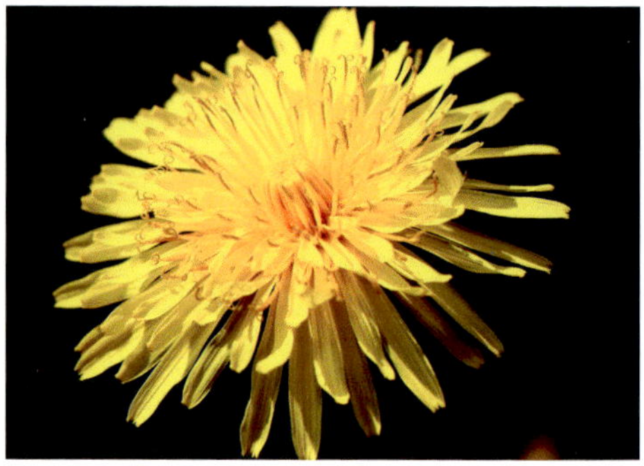

Löwenzahn

Dickdarm, der von unten gegen das Zwerchfell drückt und das Herz aus dem Rhythmus bringt (Roemheld-Syndrom), bessern sich schnell.
Wermutsaft beseitigt Appetitlosigkeit und wirkt leichten, krampfartigen Magen-Darm-Beschwerden mit Völlegefühl und Blähungen (dyspeptische Beschwerden) entgegen. Er harmonisiert die Funktionen von Leber, Gallenblase, Bauchspeicheldrüse und Darm. Optimal wirkt Wermutsaft, wenn er in Kombination mit Löwenzahn und Andorn eingenommen wird.
Es empfiehlt sich, die Magen-Darm-Kur über einen Zeitraum von mindestens drei Wochen anzuwenden. Für einen nachhaltigen Effekt kann sie für weitere drei Wochen wiederholt werden. Wer die Kur anschließend um drei bis sechs Wochen fortsetzen möchte, sollte eine ein- bis zweiwöchige Pause einlegen und während dieser Phase beobachten, ob die Beschwerden wieder in Erscheinung treten. Sollte dies der Fall

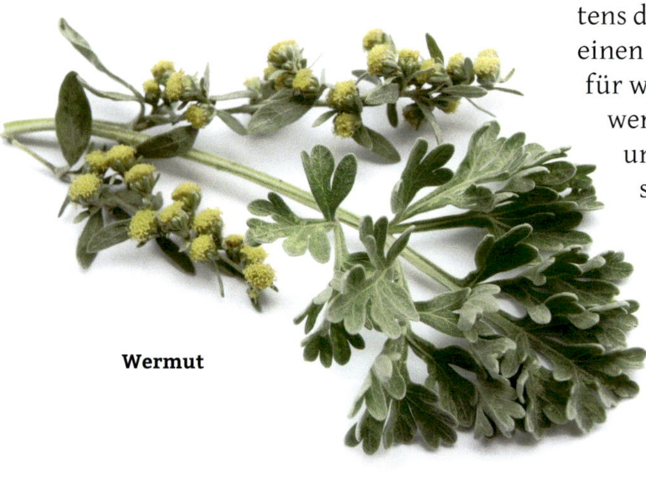

Wermut

sein, ist eine erneute Kur über sechs Wochen angeraten, um eine Umstimmung des Darmmilieus zu erzielen. Für eine dreiwöchige Kur werden jeweils drei Flaschen Löwenzahnsaft und Andornsaft sowie eine Flasche Wermutsaft benötigt.

Die Natur betrügt uns nie.

JEAN-JACQUES ROUSSEAU
Schweizer Philosoph (1712–1778)

Unterstützende Maßnahmen

Eine ausgewogene und vollwertige Ernährung wird empfohlen. Dazu gehört der Verzicht auf Zucker, Alkohol und Fertiggerichte mit Geschmacksverstärkern und künstlichen Aromen. Der Speiseplan sollte mehr Gemüse, Obst, Vollkornprodukte und viel Flüssigkeit beinhalten.
Zudem sind zwei bis drei Liter Wasser oder Tee pro Tag angeraten. Die Frischpflanzensäfte lösen schädliche Substanzen, Wasser oder Tee spülen sie mit dem Harn aus dem Körper.
Essen ist heute meist eine eilige Angelegenheit. Eine gesunde Verdauung beginnt jedoch schon bei der sorgfältigen Zubereitung und reicht bis zum genussvollen Speisen. Statt Schlingen ist gründliches Kauen und langsames Essen angesagt. Auf diese Weise muss man wesentlich weniger zu sich nehmen, um satt zu werden. Weniger und regelmäßig essen hilft der Darmflora, sich zu regenerieren.

Wermut-Apéro

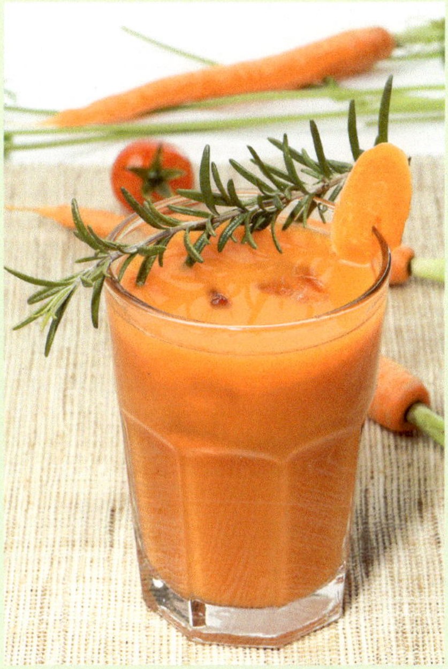

Zutaten

- 5 ml Wermutsaft
- 60 ml Bio-Tomatensaft
- 60 ml Bio-Möhrensaft
- 1 Zweig Rosmarin

Zubereitung

Wermutsaft in einem Glas mit Möhrensaft und Tomatensaft auffüllen und nach Bedarf mit Meersalz und Pfeffer würzen. Mit einem Rosmarinzweig garnieren. Der Aperitif mit Rosmarin wirkt appetitanregend. Er wird vor dem Essen serviert.

Den Fettstoffwechsel regulieren

CHOLESTERIN-KUR

Cholesterin ist ein Hauptbestandteil des Fettstoffwechsels und ein lebensnotwendiger Baustein in den Körperzellen und im Blut. Doch erhöhte Cholesterinwerte tragen zur Gefäßverkalkung bei. Die Ablagerungen in den Blutgefäßen können zu lebensgefährlichen Herz-Kreislauf-Erkrankungen führen. Die Wirkstoffe von Artischocke und Bärlauch tragen auf natürliche Weise dazu dabei, den Cholesterinspiegel zu senken.

Fettstoffwechselstörung
Cholesterin ist ein natürlicher Bestandteil der Zellwände, den der Körper zum größten Teil selbst herstellt. Ist der Cholesteringehalt im Blut durch einen gestörten Fettstoffwechsel erhöht, steigt das Risiko für Herz-Kreislauf-Erkrankungen.
Viele Menschen bemerken keine gesundheitlichen Einschränkungen,

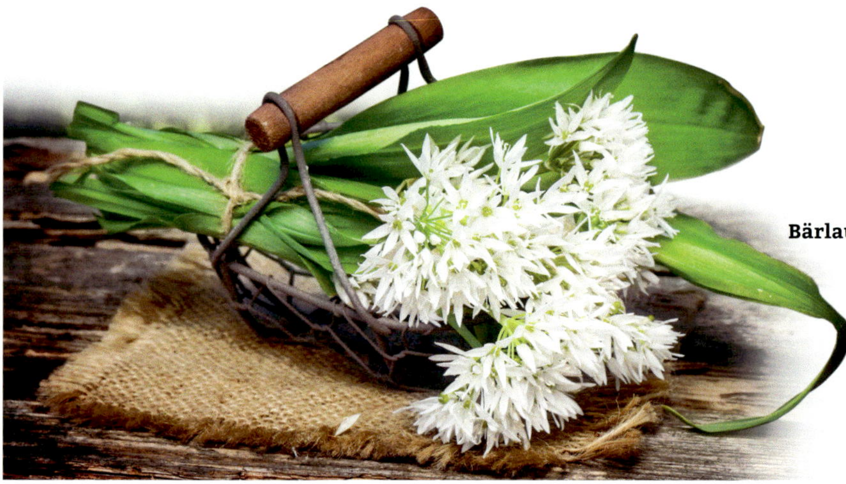

Bärlauch

und erst eine ärztliche Untersuchung bringt erhöhte Gesamtcholesterinwerte (über 200 mg/dl) zu Tage. Cholesterin ist aber nicht gleich Cholesterin. Man unterscheidet das gefäßschützende Cholesterin (das „gute“ HDL; High-density-Lipoprotein) und das gefäßschädigende Cholesterin (das „schlechte“ LDL; Low-density-Lipoprotein).

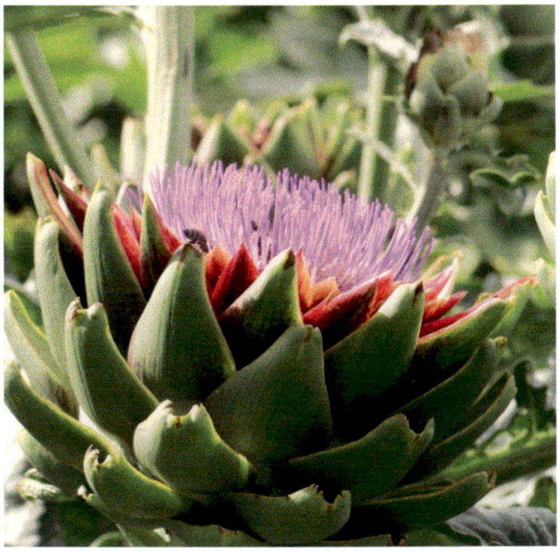

Artischockenblüte

Ein hoher HDL-Wert von mehr als 70 mg/dl zeigt an, dass die Gefäßwände gut vor Ablagerungen geschützt werden. Ist aber die Konzentration des LDL-Cholesterins im Blut zu hoch, bleibt es an den Gefäßwänden haften. Das Risiko einer Gefäßverkalkung (Arteriosklerose) und damit eines Herzinfarkts oder Schlaganfalls erhöht sich.

Die Cholesterinwerte senken

Artischockensaft trägt mit seinem Wirkspektrum dazu bei, die LDL-Cholesterinwerte zu senken. Der verdauungsanregende Saft wird aus frisch geernteten Artischockenblütenknospen hergestellt. Er weist einen hohen Anteil an Cynarin auf, das die Durchblutung der Leber fördert und das Organ vor Giften schützt. Die verdauungsfördernde Wirkung dieser alten Kultur- und Heilpflanze ist schon seit Jahrtausenden bekannt.

Empfehlung

Anwendung

2×15 ml je Frischpflanzensaft täglich (morgens und abends)

- in 150 ml Wasser oder Kräutertee (z. B. Basen-Aktiv Tee) trinken
- 10 – 15 Minuten vor den Mahlzeiten einnehmen
- Dauer der Kur: 3 – 6 Wochen

Wirkung

- Beseitigt Verdauungsstörungen
- Regt den Gallenfluss an
- Verbessert die Fettverdauung
- Senkt die Blutfettwerte
- Fördert die Durchblutung in Gefäßen und Organen

Wenn die Produktion von Gallenflüssigkeit nicht mehr gut funktioniert, kann das aufgenommene Nahrungsfett nicht verdaut werden. In der Folge können Fette und gehaltvolle Speisen Beschwerden wie Magendrücken, Völlegefühl und Blähungen auslösen. Der hohe Bitterstoffanteil der Artischocke regt in der Leber die verstärkte Bildung von Gallensaft an. Er spielt eine große Rolle bei der Fettverdauung und sorgt dafür, dass das Cholesterin im Blut schneller verbraucht und ausgeschieden wird. Dadurch sinkt der Cholesteringehalt in der Leber und in der Folge auch der Gesamtcholesterinspiegel.
Auch **Bärlauchsaft** reduziert die Blutfette, fördert die Verdauung und die Durchblutung in den Gefäßen. Der Wildknoblauch stärkt die Funktion von Herz und Blutgefäßen und beugt einer Gefäßverkalkung vor.

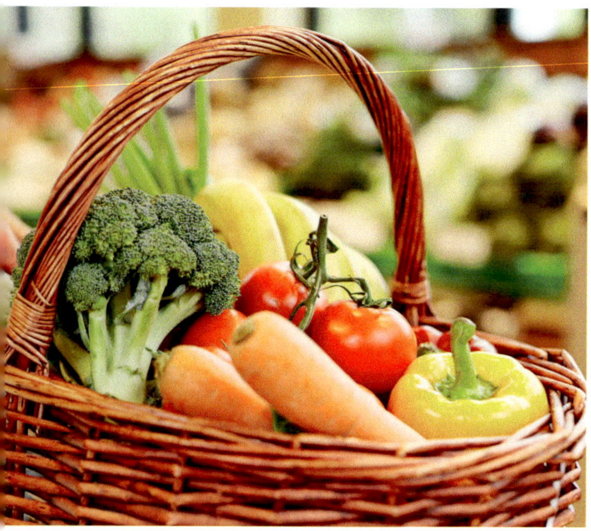

Bärlauch riecht stark nach Knoblauch; es empfiehlt sich deshalb, den Saft in geschmacksneutralisierenden Gemüsesäften einzunehmen.
Die Kombination von Artischocken- und Bärlauchsaft verstärkt die Wirkkraft der beiden Säfte. Für eine dreiwöchige Kur werden jeweils drei Flaschen Artischocken- und Bärlauchsaft benötigt. Die Kur kann nach diesem Zyklus für weitere drei Wochen fortgesetzt werden.

> Die Natur kann von keinem belehrt werden, sie weiß immer das Richtige.
>
> HIPPOKRATES VON KOS
> Griechischer Arzt (um 460 v. Chr. – 370 v. Chr.)

Unterstützende Maßnahmen

Eine ausreichende Flüssigkeitszufuhr – etwa zwei bis drei Liter Basen-Aktiv Tee oder Wasser pro Tag – ist sinnvoll. Zucker sollte eingeschränkt oder ganz vermieden werden.
Damit der Cholesterinspiegel nachhaltig gesenkt werden kann, ist eine Umstellung der Nahrungsgewohnheiten auf eine vollwertige, ballaststoffreiche und mit gesunden Fetten zubereitete Kost wichtig. Schädliche Fette sind etwa gesättigte Fettsäuren und Transfette (gehärtete Fette), die beispielsweise in frittierten Nahrungsmitteln wie Pommes frites und Chips, aber auch versteckt in

Fertigsuppen, Bratensoßen und Wurst enthalten sind. Am Anfang einer cholesterinfreundlichen Ernährung steht deshalb der bewusste Einkauf. Käsesorten mit einem Fettgehalt von unter 30 bis 40 Prozent, Magermilchprodukte und fettarme Fleisch- und Wurstsorten (Geflügel) helfen dabei, die Zufuhr von Fett zu reduzieren.
Ein fettarmes Zubereiten der Speisen gelingt durch Dämpfen, Dünsten, Schmoren, Grillen und Garen im Bratschlauch, im Tontopf oder im Wok. Außerdem sollten fünf Portionen Gemüse und Obst pro Tag den Speiseplan bereichern.
Leinöl und Leindotteröl enthalten Omega-3-Fettsäuren und können zur Zubereitung kalter Speisen verwendet werden. Sie dürfen nicht erwärmt werden, da sie sonst an Qualität und Wirkkraft verlieren. Für das Erhitzen eignet sich Rapsöl oder, noch besser, natives Kokosnussöl.
Auch Seefische wie Makrele, Lachs, Hering oder Sardine versorgen den Körper mit Omega-3-Fettsäuren. Omega-3-Fettsäuren wirken gefäßschützend und beugen Herzgefäß-Erkrankungen vor.
Eine fettarme und ballaststoffreiche Ernährung, mehr körperliche Bewegung, langsames Essen, gründliches Kauen und eine ausreichende Flüssigkeitszufuhr (auch zwischen den Mahlzeiten) helfen dabei, Verdauungsbeschwerden zu lindern und den Cholesterinspiegel langfristig auf einem gesunden Niveau einzupendeln.

Artischocken-Aktiv-Aperitif

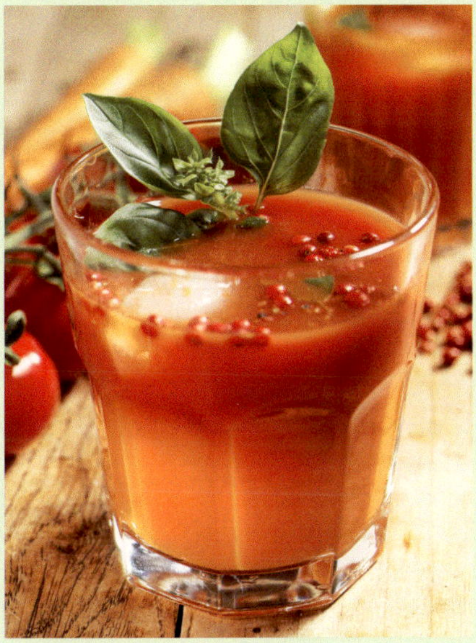

Zutaten

- 1 EL Artischockensaft
- 60 ml Bio-Tomatensaft
- 60 ml Bio-Möhrensaft
- frisches Basilikum aus Bio-Anbau
- rote Pfefferbeeren

Zubereitung

Artischockensaft in ein Glas geben und mit Tomaten- sowie Möhrensaft auffüllen. Nach Geschmack mit Vollsalz und Pfeffer würzen. Mit Basilikumblättern und roten Pfefferbeeren garnieren und nach Bedarf auf Eis servieren.

Gut geschützt gegen Infektionen

STÄRKUNG DER ABWEHRKRÄFTE

Im Frühling und Herbst haben Erkältungen Hochkonjunktur, weil diese Übergangszeiten das Immunsystem schwer belasten können. Die ersten Sonnenstrahlen des Jahres verleiten dazu, die warme Winterkleidung zu früh in den Schrank zu räumen, und im Herbst ist der Organismus noch nicht auf die niedrigeren Außentemperaturen eingestellt. Durch die „innere Abkühlung" des Körpers können sich Viren und Bakterien rasch ausbreiten.

Infektionen vorbeugen

Was mit Kribbeln in der Nase, Kopf- und Halsschmerzen beginnt, wird schnell zu einer starken Erkältung mit den typischen Begleiterscheinungen Glieder- und Muskelschmerzen, Husten und Heiserkeit, Atembeschwerden, Müdigkeit und Fieber.

Nicht nur das feuchte Wetter, ein kalter Wind oder nasse Füße können Erkältungen verursachen. Auch die trockene Heizungsluft macht die Schleimhäute anfälliger für Krankheitskeime. Zudem treten grippale Infektionen häufiger auf, wenn das Immunsystem z. B. durch Stress, Überforderung, Schlafmangel oder andere Krankheiten geschwächt ist. Ist die körpereigene Abwehr bereits durch eine virale Infektion beeinträchtigt,

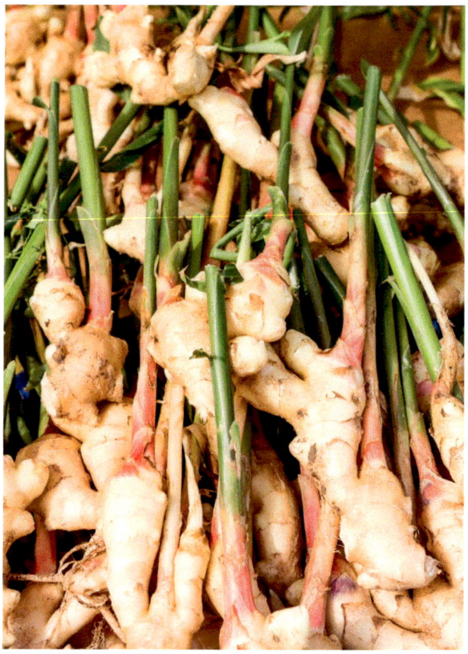

Ingwer

kann es im Verlauf der Erkrankung zu einer bakteriellen Infektion kommen, beispielsweise eine Mittelohr- oder eine Nasennebenhöhlenentzündung. Wirksame Vorbeugung verschafft die abwehrstärkende Frischpflanzensaftkur mit Echinacea, Acerola und Ingwer.

Für starke Abwehrkräfte

Naturreiner **Echinaceasaft** aus dem Kraut des Purpursonnenhutes mobilisiert die körpereigenen Abwehrkräfte. Bei konsequenter Einnahme über mindestens zwei Wochen erhöht der Frischpflanzensaft die Widerstandskraft des Organismus. Das wussten schon die Ureinwohner Amerikas, die den Purpursonnenhut ausschließlich

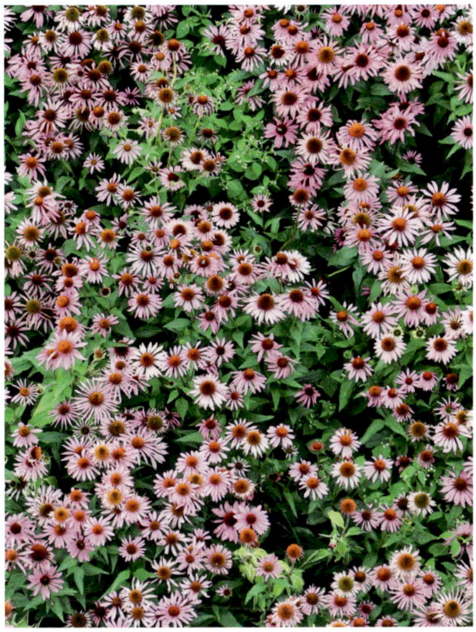

Echinacea

Empfehlung

Anwendung

1. und 2. Woche: Echinacea- und Acerolasaft
3. und 4. Woche: Ingwersaft

Echinacea- und Acerolasaft: je 2×15 ml täglich (morgens und abends), Ingwersaft: 3×5 ml täglich

- in 150 ml Wasser oder Kräutertee (z. B. Detox-Tee) trinken
- 10 – 15 Minuten vor den Mahlzeiten einnehmen
- Dauer der Kur: 4 Wochen

Wirkung

- Stärkt das Immunsystem
- Hemmt die Ausbreitung von Viren und Bakterien
- Schützt die Zellwand vor Angriffen freier Radikaler
- Gleicht Vitamin-C-Defizite aus
- Stillt Hustenreiz
- Wirkt erwärmend und schweißtreibend

in frischem Zustand verwendeten, da die Wirkstoffe nur dann vollständig und unverfälscht erhalten sind.
Durch seine stärkende Wirkung auf das Immunsystem hemmt Echinacea die Ausbreitung von Krankheitskeimen im Organismus. Wenn der Pflanzensaft regelmäßig eingenommen wird, kann er schon bei den ersten Erkältungssymptomen verhindern, dass eine Infektion ausbricht, oder ihren Verlauf mildern.

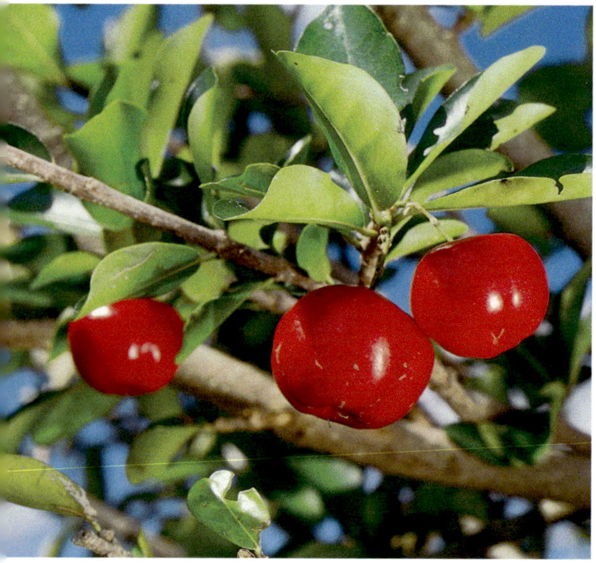

Acerola

Besonders wirksam ist Echinaceasaft in Kombination mit **Acerolasaft.** Die Acerolakirsche ist eine der Vitamin-C-reichsten Früchte. Ihre Konzentration an Vitamin C ist etwa 20- bis 30-mal höher als die der Zitrone. Vitamin C trägt zu einer gesunden Funktion des Immunsystems bei und ist ein natürliches Antioxidans, das die Zellwand vor den Angriffen freier Radikale schützt.
Der Körper benötigt mehr Vitamin C bei hoher Belastung von außen, z. B. durch Viren und Bakterien, bei wechselhaften Temperaturen und unbeständigem Wetter. Aber auch bei Stress braucht der Körper dieses Vitamin vermehrt. Weil er es nicht selbst produzieren und auch nicht lange in seinen Geweben speichern kann, muss es zugeführt werden. Acerolasaft gleicht Vitamin-C-Defizite des Körpers natürlich aus, verbessert dadurch die körpereigene Abwehr und beugt Erkältungskrankheiten vor.
Ingwersaft ist ein traditionelles und bewährtes Heilmittel bei Beschwerden des Magen-Darm-Traktes. Die Ingwerknolle enthält zahlreiche Vitamine, Mineralien und ätherische Öle, die die Verdauungsfunktionen unterstützen. Erfolge zeigen sich jedoch auch bei rheumatischen Beschwerden und Rückenschmerzen. Ingwer leitet Stoffwechselschlacken aus und verbessert dadurch die Durchblutung. Mit seinen erwärmenden und zugleich schweißtreibenden Eigenschaften stärkt der Saft die Abwehrkräfte und stillt den Hustenreiz.
Insgesamt mobilisiert die synergistische Wirkung der Pflanzensäfte die Abwehrzellen im Körper und schützt vor Infektionen. Für eine vierwöchige Kur werden jeweils zwei Flaschen Echinacea- und Acerolasaft und eine Flasche Ingwersaft benötigt.

> Lasst unsere Nahrung so natürlich wie möglich.
>
> WERNER KOLLATH
> Ernährungswissenschaftler (1892 – 1970)

Unterstützende Maßnahmen

Während der Kur sollte auf Zucker verzichtet und auf eine ausreichende Flüssigkeitszufuhr geachtet werden, z. B. zwei bis drei Liter Tee pro Tag. Vor allem bei beginnenden Erkältungen der Atemwege empfiehlt es sich, genügend Kräutertee zu trinken, etwa Lindenblüten- und Holundertee mit ihrer schweißtreibenden Wirkung. Angeraten ist außerdem eine vitaminreiche Kost mit Obst und Gemüse. Gute Vitamin-C-Lieferanten sind beispielsweise Zitrusfrüchte und Kiwis. Inhalationen mit warmen Dämpfen, z. B. mit Salbei, Thymian oder ätherischen Ölen aus Eukalyptus oder Pfefferminze, halten die Atemwege feucht und lindern den Hustenreiz.
Bewegung an der frischen Luft in warmer Kleidung, regelmäßige Wechselduschen und Saunagänge stärken das Immunsystem und beugen Infektionen vor. Häufiges Händewaschen ist eine wichtige Form der Prophylaxe.

Kräuter-Smoothie

Zutaten

- 1 Bio-Birne
- 10 ml Thymiansaft
- 5 ml Salbeisaft
- 5 ml Löwenzahnsaft
- 5 ml Melissensaft
- 100 ml Wasser
- 2 Blätter Minze
- 2 Blätter Basilikum
- 1 unbehandelte Bio-Zitrone

Zubereitung

Die Birne waschen, entkernen und in grobe Stücke schneiden. Zusammen mit den Säften, dem Wasser, den Kräutern und einer Zitronenscheibe ohne Schale zu einem cremigen Kräuterdrink mixen. Der Smoothie wird in kleinen Schlucken vor dem Essen oder statt einer Mahlzeit kauend getrunken.

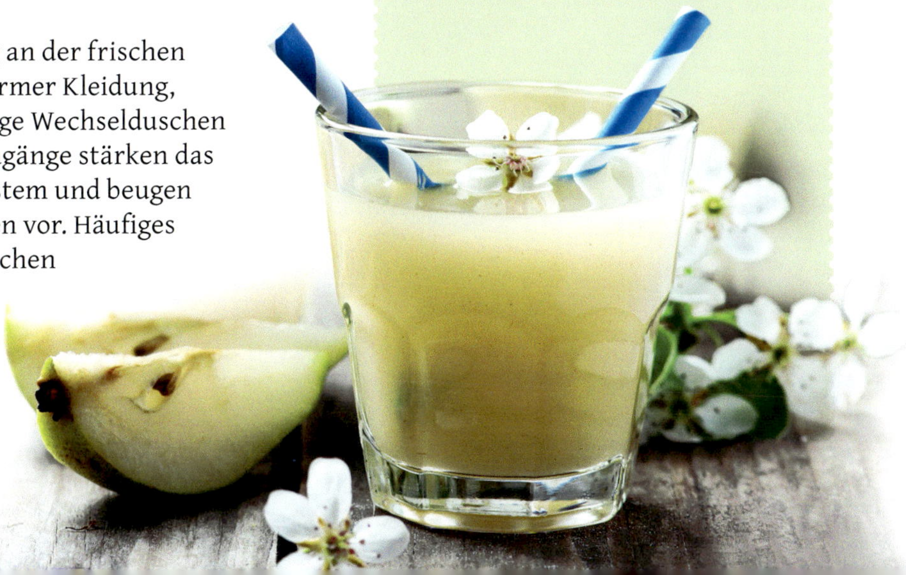

Das Herz-Kreislauf-System kräftigen

HERZ-KREISLAUF-KUR

Signalsymptome wie Bluthochdruck, Herzrasen, Atemnot, Schwindel und Erschöpfungszustände können Anzeichen eines überlasteten Herz-Kreislauf-Systems sein. Sanfte Hilfe aus der Natur bieten die Frischpflanzensäfte Weißdorn und Mistel. Sie stabilisieren den Blutdruck und optimieren den Blutfluss. Gleichzeitig versorgen sie die Zellen mit Sauerstoff sowie Nährstoffen und fördern dadurch den Zellstoffwechsel.

Risikofaktoren für Herz und Gefäße

Das Herz treibt den Kreislauf an und versorgt die Zellen mit Sauerstoff. Die Kraft des Herzens nimmt im Laufe des Lebens ab, doch Risikofaktoren wie Stress, Bewegungsmangel, Rauchen, Alkohol und Übergewicht können auch schon in jüngeren Jahren zu Herz-Kreislauf-Problemen führen.

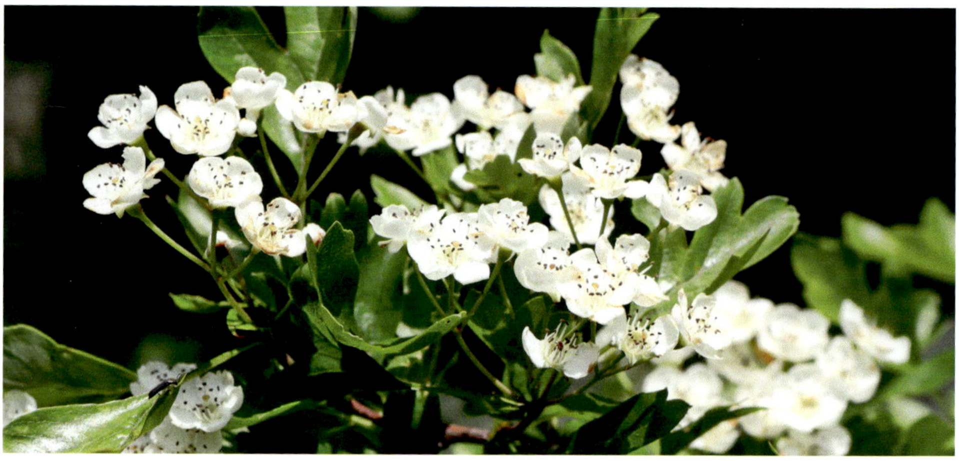

Weißdorn

Bluthochdruck, Schwindel, Konzentrationsschwäche und nächtliches Herzklopfen sind nur einige der Symptome, für die bei einer Herzuntersuchung oft keine erkennbaren körperlichen Ursachen festgestellt werden können. Diese sogenannten funktionellen Störungen sind Anzeichen eines überlasteten Herz-Kreislauf-Systems. Es kann zu Arterienverkalkung durch Ablagerungen in den Blutgefäßen (Arteriosklerose) kommen und in der Folge zu Durchblutungsstörungen, Herzmuskelschwäche und sogar zu einem Herzinfarkt oder Schlaganfall. Für funktionelle Störungen empfiehlt sich eine konsequente und langfristige Kur mit sanften Hilfsmitteln aus der Natur: Weißdorn und Mistel haben sich seit Jahrhunderten bewährt bei der Stärkung von Herz und Kreislauf. Sie helfen dabei, Erkrankungen vorzubeugen und bestehende Beschwerden zu lindern.

Herz im richtigen Takt

Herz-Kreislauf-Erkrankungen beeinträchtigen die Lebensqualität von Millionen von Menschen und gehören zu den häufigsten Todesursachen. Die regelmäßige Anwendung der Frischpflanzensäfte Weißdorn und Mistel hilft bei der Stabilisierung des Kreislaufs und verbessert die Sauerstoffzufuhr zum Herzen. Der Herzmuskel wird leistungsfähiger.
Die Wirkstoffe der Blätter und Blüten des Weißdorns haben eine positive inotrope Wirkung, d. h. sie tragen dazu bei, die Kraft des Herzmuskels zu erhöhen. Wer Weißdorn einnimmt, muss jedoch Geduld haben. Die Heilpflanze wirkt erst nach mehrwöchiger Anwendung.
Weißdornsaft steigert die Leistungsfähigkeit des Herzens, reguliert den Blutdruck, fördert den Blutkreislauf und beugt bei regelmäßiger Einnahme Störungen der Herztätigkeit vor.

Empfehlung

Anwendung

3 × 10 ml oder 2 × 15 ml je Frischpflanzensaft täglich

- in 150 ml Wasser oder Kräutertee (z. B. Basen-Aktiv Tee) trinken
- 10 – 15 Minuten vor den Mahlzeiten einnehmen
- Dauer der Kur: 3 – 12 Wochen (gerne länger)

Wirkung

- Stärkt Herz und Kreislauf
- Verbessert die Durchblutung des Herzmuskels und der Herzkranzgefäße
- Beugt Störungen der Herztätigkeit vor
- Stützt das alternde Herz
- Reguliert den Blutdruck

Gerade ältere Menschen können davon profitieren: Durch sein Wirkspektrum steigert der Saft die Durchblutung des Herzmuskels und der Herzkranzgefäße, stabilisiert die Nervenmembran und kann auf diese Weise leichten Herzrhythmusstörungen entgegenwirken. Weißdorn hat sich außerdem bewährt bei Gefäßverkalkung, bei leichtem Bluthochdruck und einer beginnenden Herzschwäche. „Soforthilfe" leistet Weißdornsaft auch bei plötzlich auftretenden Kreislaufproblemen und Erschöpfung, z. B. durch Sommerhitze oder erhöhte Beanspruchung.

Mistelsaft eignet sich für die Regulation des Blutdrucks. Er wirkt blutdrucksenkend und hilft besonders bei Schwindelanfällen und Kopfdruck.

Mistel

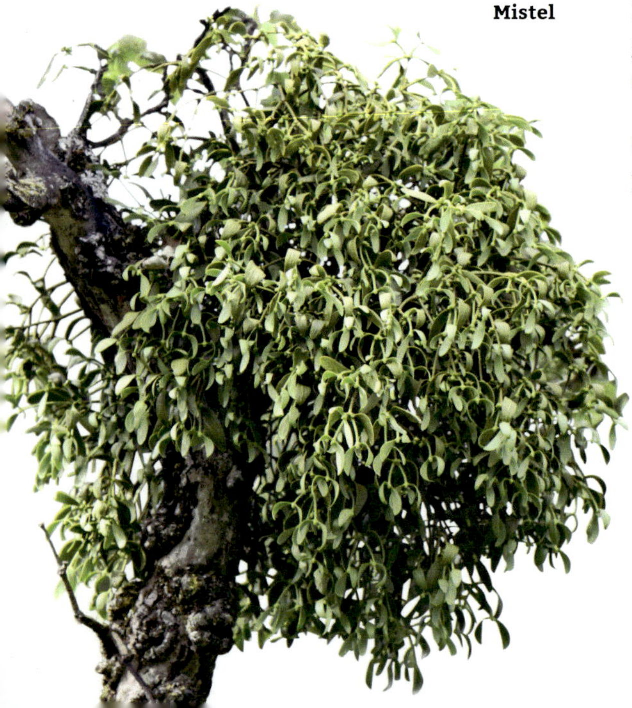

Die Wirkstoffe der Mistel entkrampfen, beruhigen Herz und Kreislauf und lindern dadurch Herzbeschwerden. Zur Vorbeugung von leichten Herzrhythmusstörungen, Bluthochdruck und Gefäßverkalkung ist Mistelsaft über längere Zeit als Kur empfehlenswert.

Ein frohes Herz, gesundes Blut ist besser als viel Geld und Gut.

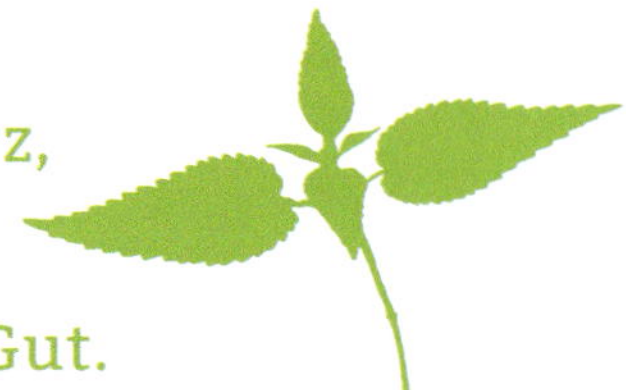

SPRICHWORT

Die Kombination aus Weißdorn- und Mistelsaft verstärkt die heilenden Wirkkräfte der beiden Frischpflanzensäfte. Für eine dreiwöchige Kur werden je drei Flaschen Weißdorn- und Mistelsaft benötigt. Nach diesem Zyklus kann die Kur beliebig lang fortgesetzt werden, da keine Gewöhnungseffekte auftreten.

Unterstützende Maßnahmen

Begleitend zur Kur sollten täglich zwei bis drei Liter Basen-Aktiv Tee oder Wasser getrunken werden. Patienten mit einem schwachen Herzen nehmen jedoch nur ein bis eineinhalb Liter pro Tag zu sich bzw. halten Rücksprache mit ihrem Arzt.

Nicht nur während der Kur sind Alkohol und Zigaretten tabu. Raucher haben ein erhöhtes Herzinfarktrisiko, denn Nikotin und andere Substanzen im Tabak verengen die Blutgefäße und erhöhen auf Dauer den Blutdruck. Auch durch den dauernden Konsum von zu viel Alkohol kann neben Leber, Magen und Darm das Herz schwer geschädigt werden: Der Herzmuskel vergrößert sich, und Herzrhythmusstörungen und ein Schlaganfall können die Folge sein. Übergewicht und zu viel Kochsalz, Zucker und Fett fördern den Bluthochdruck ebenfalls. Eine Veränderung der Ernährungsgewohnheiten und eine vollwertige Kost führen zu einer langsamen und verträglichen Reduzierung des Körpergewichts. Empfehlenswert sind mehr Obst und Gemüse, Vollkornprodukte, weniger tierische Fette, wenig Kochsalz und Zucker sowie reichlich Flüssigkeit ohne Zuckerzusatz. Wichtig ist nicht der schnelle Diät-Erfolg, sondern eine stetige Gewichtsreduktion, am besten unter ärztlicher Beobachtung. Das Zielgewicht sollte dann möglichst gehalten werden.

Mehr Bewegung und Sportarten wie Nordic Walking, Schwimmen, Radfahren und Spaziergänge helfen beim Abnehmen. Durch die regelmäßige sportliche Betätigung werden Herz und Gefäße trainiert und Stresshormone abgebaut, die den Blutdruck in die Höhe treiben.

Für die nötige Entspannung und das Abschalten vom Alltag sorgen Yoga und autogenes Training. Denn weniger Stress und Hektik sind ebenso förderlich für einen gesunden Blutdruck.

Power-Drink

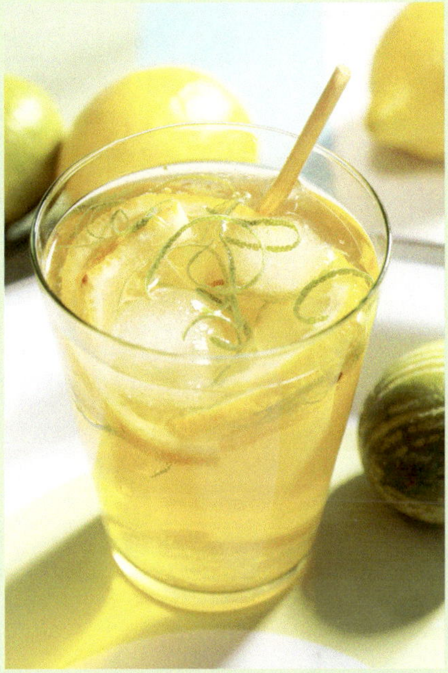

Zutaten

- 5 ml Acerolasaft
- 10 ml Weißdornsaft
- 100 ml Naturtrüber Apfelsaft
- 100 ml Mineralwasser medium
- Eiswürfel
- 1 unbehandelte Bio-Limette

Zubereitung

Die Säfte und das Mineralwasser im Longdrinkglas mischen. Eiswürfel zerkleinern, ins Glas geben und den Power-Drink mit feinen Limettenschalenstreifen garnieren.

Ausgeglichenheit und seelische Balance

SEELISCHE-BALANCE-KUR

Schicksalsschläge, Enttäuschungen, Auseinandersetzungen, Frust – diese ungeplanten, aber häufig auftretenden Begleiterscheinungen des Lebens können die Seele im Innersten treffen und so verletzen, dass die Bewältigung des Alltags zur Last wird. Nicht nur die Psyche ist angegriffen, auch der Körper entwickelt im Laufe der Zeit unterschiedliche Beschwerden, für die oft keine körperlichen Ursachen festgestellt werden können.

Seelische Belastung

Traumatische Erlebnisse, Überforderung, Verluste und Konflikte können zu einer erdrückenden Seelenlast werden. Wenn wieder einmal alles zu viel wird, reagiert die Seele des Menschen oftmals mit körperlichen Symptomen. Aus Schlaflosigkeit, Erschöpfung, Antriebsschwäche, innerer Unruhe und Niedergeschlagenheit können

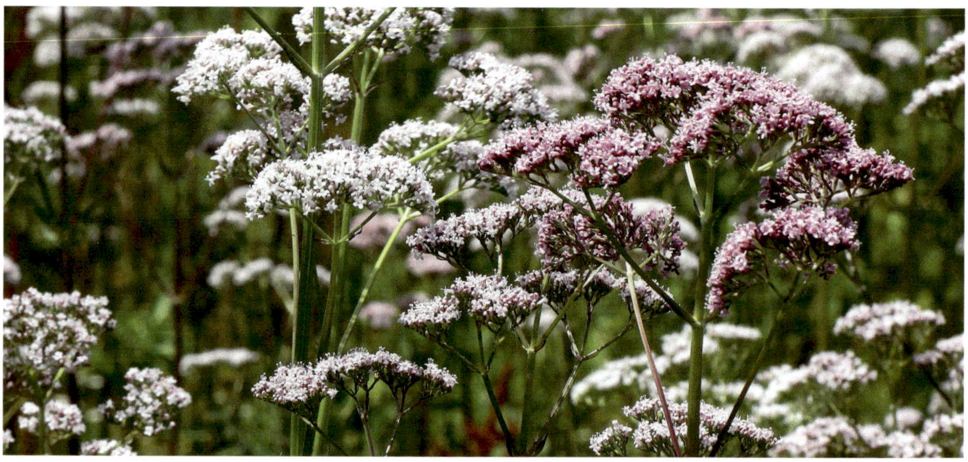

Baldrian

sich nach und nach körperliche Beschwerden entwickeln, die durch Medikamente nicht in den Griff zu bekommen sind. Die bewusste Wahrnehmung der eigenen Gefühle und die Auseinandersetzung mit den belastenden Themen ist ein wichtiger Schritt auf dem Weg zurück in ein unbeschwertes Leben. Hilfreich ist außerdem eine Veränderung der Lebensweise, die auf Gelassenheit, Entschleunigung und Fürsorge für sich selbst setzt.

Innere Ruhe und Energie aus der Natur

Die Frischpflanzensäfte Johanniskraut und Baldrian wirken in dieser Lebenssituation aufbauend und stärkend, damit der Mensch wieder kraftvoll, stabil und gesund im Leben stehen kann.

Johanniskrautsaft ist ein bewährtes pflanzliches Nervenaufbaumittel bei Erschöpfungszuständen, nervlicher Belastung und bei Nervenschmerzen, die nicht organisch bedingt sind.
Der Frischpflanzensaft verleiht dem Körper die nötige Spannkraft, um depressive Verstimmungen abklingen zu lassen. Der nervenstärkende Effekt der Heilpflanze ist bereits seit der Antike bekannt, setzt allerdings erst nach ungefähr drei Wochen ein. Auch der Arzt Paracelsus schätzte das Johanniskraut wegen seiner stimmungsaufhellenden Wirkung.
Bei nervösen Zuständen in Verbindung mit Niedergeschlagenheit, innerer Unruhe und Schlaflosigkeit wirkt Johanniskrautsaft ausgleichend und beruhigend. Im Einklang mit der Natur bringt er das angegriffene Nervensystem wieder in Balance

Empfehlung

Anwendung

2×15 ml Johanniskrautsaft (morgens und mittags) und 1×30 ml Baldriansaft (abends) täglich

- in 150 ml Wasser oder Kräutertee (z. B. Detox-Tee) trinken
- 10 – 15 Minuten vor den Mahlzeiten einnehmen
- Dauer der Kur: 4 – 8 Wochen

Wirkung

- Beruhigt und entspannt
- Stärkt das Nervensystem
- Fördert den regenerierenden Schlaf
- Lindert Spannungszustände
- Hellt depressive Verstimmungen auf
- Wirkt leistungssteigernd
- Nicht anzuwenden bei gleichzeitiger Gabe von Blutgerinnungsmitteln

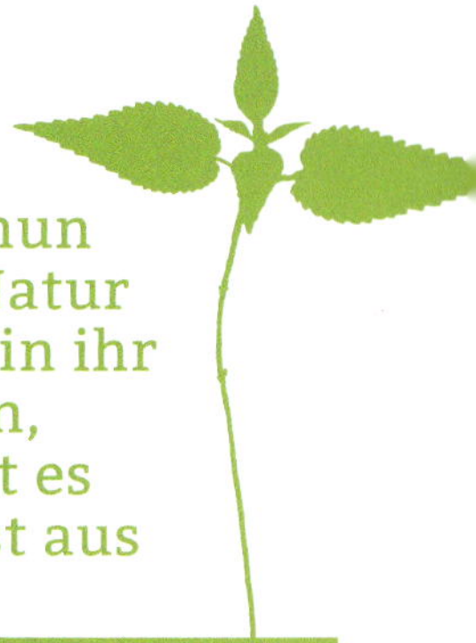

Es soll und muss nun der Arzt aus der Natur hervorgehen und in ihr und von ihr lernen, und außer ihr gibt es nichts und alles ist aus und in der Natur.

PARACELSUS Arzt und Philosoph (1493 – 1541)

und aktiviert die positiven Kräfte und Energien des Menschen für eine selbstbewusste Teilhabe am Leben. Da Johanniskraut die Lichtempfindlichkeit besonders von heller Haut erhöht, sollte man sich während der Einnahme vor Sonnenstrahlung schützen und nicht ins Solarium gehen.

Baldrian gilt als das beste Nervenmittel aus der Natur. Dank seiner sanft wirkenden Inhaltsstoffe harmonisiert Baldriansaft das Nervensystem und ist ein ideales Naturheilmittel bei Unsicherheit, Angst und Nervosität. Seine beruhigenden Eigenschaften helfen dabei, nach einem hektischen Tag zu entspannen und in einen erholsamen und regenerierenden Schlaf zu finden. Tagsüber wirkt Baldrian nervenstärkend bei Stress und lindert Spannungszustände.

Nach neueren Forschungen erhöht Baldrian die Konzentrationsfähigkeit. Seine leistungssteigernde, aktivierende Wirkung wurde durch wissenschaftliche Untersuchungen mit Schülergruppen bewiesen: Schülerinnen und Schüler konnten nach der Einnahme von Baldrian dem Unterricht besser folgen, waren aktiver am Unterrichtsgeschehen beteiligt und zeigten bei Klassenarbeiten deutlich bessere Resultate als Schüler der Vergleichsgruppen.

Die Durchführung der Kur ist gesunde Selbstfürsorge. Sie sollte mindestens vier Wochen lang angewendet und nach diesem Zyklus für weitere sechs bis acht Wochen fortgeführt werden, um den vollen Wirkeffekt zu spüren. Gerade bei chronischen Leiden zeigt sich eine Umstimmung oft erst nach sechs bis acht Wochen.

Die Säfte erzeugen in Kombination positive synergistische Effekte. Der Schlaf wird erholsamer und der Mensch ruht mehr in seiner Mitte. Leistungsfähigkeit, Aktivität und Lebensqualität steigern sich Schritt für Schritt. Für eine vierwöchige Kur werden vier Flaschen Johanniskrautsaft und vier Flaschen Baldriansaft benötigt.

Johanniskraut

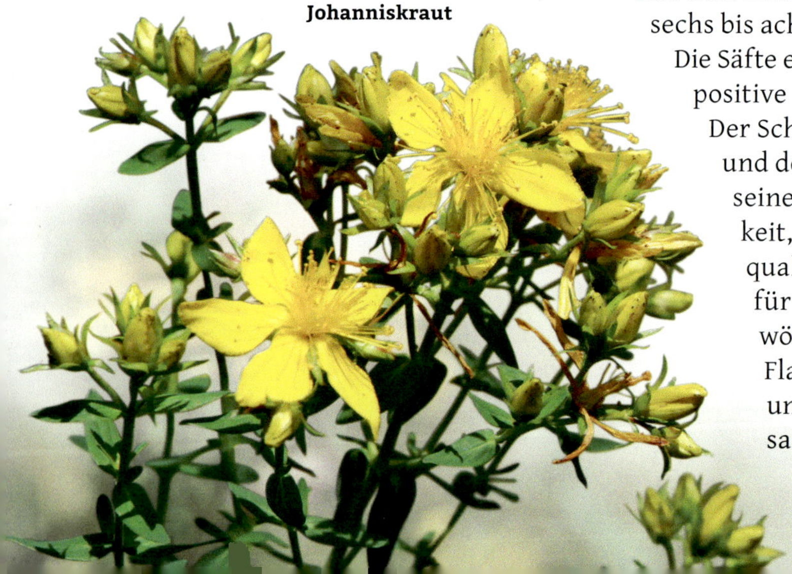

Unterstützende Maßnahmen

Basisch-mineralische Vollbäder und Fußbäder in etwa 36 Grad Celsius warmem Wasser unterstützen die Frischpflanzenkur für die seelische Balance auf wirkungsvolle Weise. Körper, Geist und Seele entspannen vom stressigen Alltag und kommen zur Ruhe.

Bewegung in der frischen Luft bringt den Körper wieder in Schwung: Leichte körperliche Aktivitäten wie beispielsweise Spazierengehen, Radfahren oder Schwimmen wirken sich deshalb ebenfalls positiv auf das körperliche und seelische Wohlbefinden aus. Auch der Verzicht auf Zucker und eine Zufuhr von viel Flüssigkeit tun dem Körper gut. Zwei bis drei Liter Basen-Aktiv Tee pro Tag sind zu empfehlen.

Ein bewusster Umgang mit den eigenen Gefühlen und Stimmungen ist die Grundlage für seelische und körperliche Gesundheit. Für ein Leben mit mehr innerer Gelassenheit und Ausgeglichenheit eignet sich die Methode der Achtsamkeit. Sie stammt aus dem Buddhismus und bedeutet „Innehalten im Alltag".

Die Konzentration auf das Hier und Jetzt reduziert Anspannung und inneren Stress. Regelmäßige Meditationen, Atemübungen, Yoga, Qigong oder autogenes Training können dabei helfen, ein klares Bewusstsein für sich selbst zu entwickeln und körperliche und seelische Signale wieder besser wahrzunehmen.

Johanniskraut-Nerven-Shake

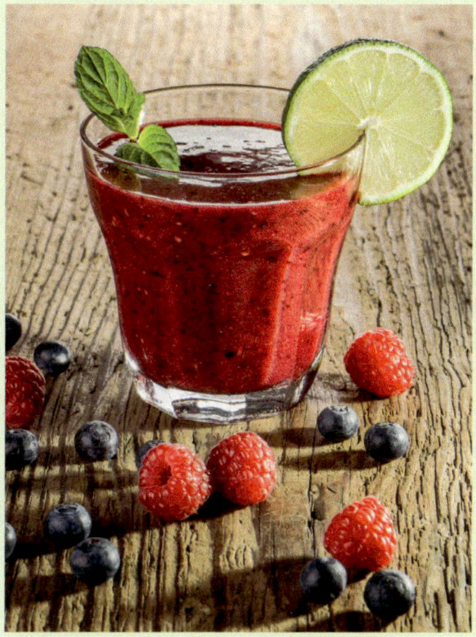

Zutaten

- 15 ml Johanniskrautsaft
- 125 ml Roter Traubensaft (Direktsaft)
- Waldbeeren nach Geschmack
- Minzeblätter
- 1 Bio-Limette

Zubereitung

Johanniskrautsaft mit Traubensaft mischen. Waldbeeren – am besten aus Bio-Anbau – mit den Säften im Mixer pürieren. In ein Glas geben und mit frischer Minze und einer Limettenscheibe garnieren.

Bei Stress und innerer Anspannung

ANTI-STRESS-KUR

„In der Ruhe liegt die Kraft." Doch darauf nimmt der Alltag selten Rücksicht und oft stürmen zu viele Anforderungen und Aufgaben gleichzeitig auf uns ein. Das erzeugt Stress und Anspannung, und die Nerven liegen blank. Für mehr Stabilität, innere Ruhe und ein belastbares Nervenkostüm sorgen die bewährten Heilpflanzen Kaktusfeige und Hafer. Wohl aufeinander abgestimmt, verbessern sie das Befinden bei nervlicher Belastung.

Erschöpft und ausgebrannt

Trubel in der Familie, Termindruck am Arbeitsplatz, schwierige Lebenssituationen, Hektik und Lärm fordern viel Kraft. Diese Belastungen von außen können auf Dauer zu einem Energieverlust führen, der an die Substanz geht. Immer mehr Menschen fühlen sich ausgebrannt und erschöpft, sodass sie ihr Leben nicht mehr bewältigen können.

Eine permanente Überforderung, aber auch zu hohe Ansprüche, die man an sich selbst stellt, können bis zum Burnout führen.

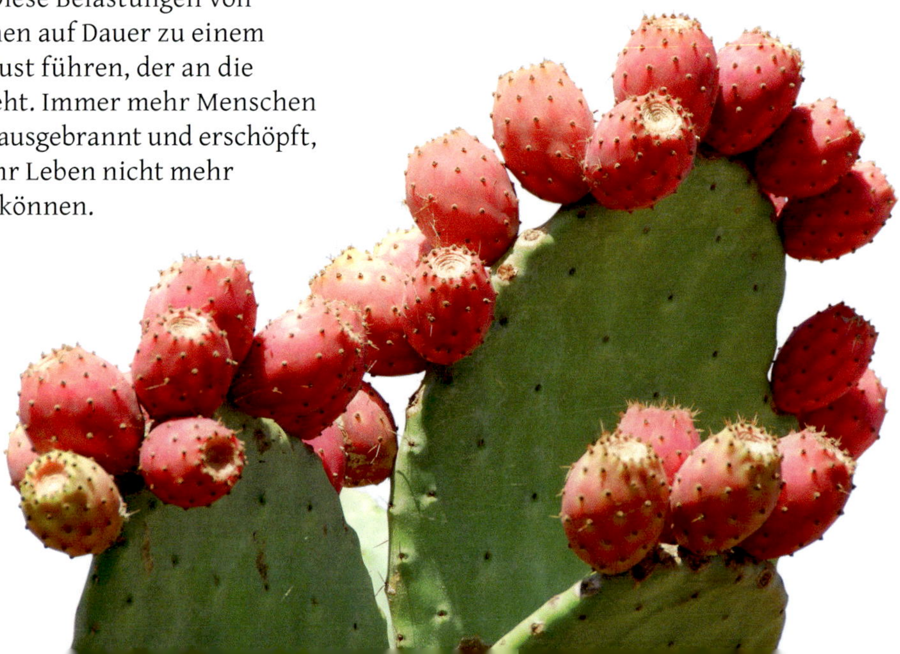

Kaktusfeige

Gerade Menschen, die sehr engagiert und dynamisch sind und nicht Nein sagen können, gehören zur Gruppe der „Selbstverbrenner“.
Dabei verläuft der Weg zum Burnout in den meisten Fällen schleichend. Er beginnt mit innerer Unruhe, Schlaflosigkeit, Dauermüdigkeit, Muskelverspannungen, Kopfschmerzen und Beschwerden im Magen-Darm-Bereich. Der Erschöpfungszustand zeigt sich nicht nur körperlich, sondern auch im Verhalten der Betroffenen: Sie sind häufig reizbar, niedergeschlagen, unkonzentriert und vergesslich. Sie suchen die Ruhe und ziehen sich von Aktivitäten, Freunden und Familie zurück.
Die Heilpflanzen Kaktusfeige und Hafer stärken die Nerven und können bei regelmäßiger Einnahme dem Burnout vorbeugen. Sie helfen bei nervöser Erschöpfung und reaktivieren durch ihre Vitalstoffe Energie und Lebenskraft.

Gut gerüstet für die Belastungen des Tages

Die Inhaltsstoffe des Fruchtfleischs machen **Kaktusfeigensaft** zu einem echten Energiespender, hauptsächlich bei Erschöpfungszuständen und erhöhtem Stress. Das Wirkspektrum des Frischpflanzensaftes verleiht gerade stressbelasteten Menschen die nötige Stärke, um den Herausforderungen des Alltags wieder kraftvoll zu begegnen. Der menschliche Organismus kann den Zucker der Kaktusfeige leicht aufnehmen und verwerten.
Ihr hoher Gehalt an Kalzium und Magnesium hat leistungssteigernde Wirkung, was vor allem sportlich und körperlich aktiven Menschen zugutekommt. Außerdem lindert Kaktusfeigensaft stressbedingte Magen- und Darmbeschwerden.
Wissenschaftliche Studien haben gezeigt, dass die Kaktusfeige entzündungshemmend wirkt und positiven Einfluss auf den Zellstoffwechsel hat.

Empfehlung

Anwendung

2 × 15 ml je Frischpflanzensaft täglich (morgens und abends)

- in 150 ml Wasser oder Kräutertee (z. B. Basen-Aktiv Tee) trinken
- 10 – 15 Minuten vor den Mahlzeiten einnehmen
- Dauer der Kur: 4 – 8 Wochen

Wirkung

- Erhöht die Leistungsfähigkeit
- Sorgt für neue Energie bei Erschöpfung und Stress
- Stärkt die Nervenkraft
- Wirkt aufbauend und kräftigend
- Beruhigt und entspannt

Die Seele liebt in allen Dingen das diskrete Maß. Deshalb soll sich der Mensch in allen Dingen selbst das rechte Maß auferlegen.

HILDEGARD VON BINGEN Deutsche Mystikerin und Heilerin (1098 – 1179)

Ihre Substanzen optimieren die Aufnahme lebensnotwendiger Stoffe in jede Körperzelle. Die erhöhte Leistungsfähigkeit aller Zellen verleiht dem Körper Energie und eine verbesserte Widerstandskraft.
Schon die Azteken wussten um die Wirkung des Kaktusfeigensaftes. Bis heute wird er in der Volksmedizin Mittelamerikas angewendet bei entzündlichen Prozessen und bei der Behandlung oder Vorbeugung von Erkrankungen der Verdauungsorgane und des Bewegungsapparates.
Hafer ist ein traditionelles und bewährtes Aufbau- und Kräftigungsmittel. Der Saft aus frischem Haferkraut beruhigt und hilft bei nervöser Erschöpfung. Hafer gehört zu den Süßgräsern und enthält die „Nervenvitamine" B_1 und B_6. Sie stärken die Nerven, indem sie das Wachstum von neuen Nervenfasern aktivieren. Während Vitamin B_1 die Reizübertragung zwischen den Nervenzellen fördert, reguliert Vitamin B_6 Blutarmut und lindert Depressionen sowie Nervenentzündungen. Hafersaft beinhaltet außerdem Kalzium, Eisen, Zink, Mangan und Magnesium und ist reich an pflanzlichem Eiweiß. Nicht von ungefähr sagt der Volksmund: „Hafer gibt den Pferden Kraft."

Kaktusfeigen- und Hafersaft ergänzen sich bei der Anti-Stress-Kur auf ideale Weise. Ihre stärkenden und entspannenden Wirkstoffe sind optimal aufeinander abgestimmt. Ältere und leistungsgeschwächte Menschen können sich darüber hinaus durch die Einnahme der Säfte in der Rekonvaleszenz von grippalen Infekten vollständig erholen.

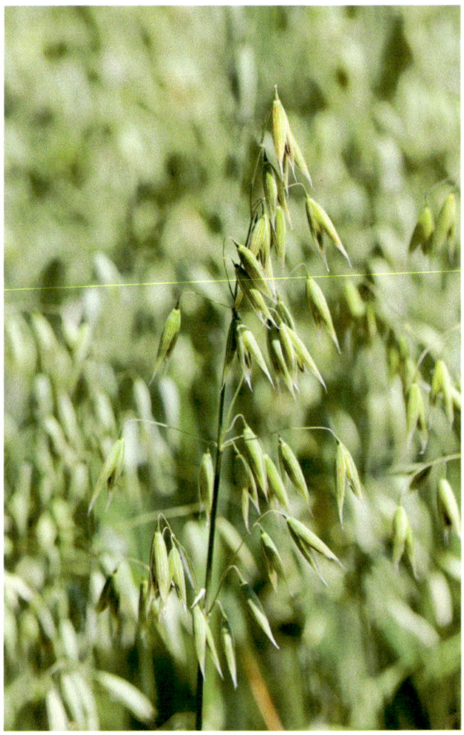

Hafer

Während der vierwöchigen Kur werden beide Säfte morgens und abends eingenommen. Bei chronischen Leiden kann sich eine Umstimmung erst nach sechs Wochen einstellen. Um den vollen Wirkeffekt der Kur zu erhalten, ist es deshalb sinnvoll, sie mindestens acht Wochen lang regelmäßig anzuwenden. Nach diesem Zyklus kann die Anti-Stress-Kur für weitere sechs oder acht Wochen fortgesetzt werden. Für eine vierwöchige Kur benötigt man vier Flaschen Kaktusfeigensaft sowie vier Flaschen Hafersaft.

Unterstützende Maßnahmen

Der Verzicht auf Zucker und eine Flüssigkeitszufuhr von täglich zwei bis drei Liter Basen-Aktiv Tee ergänzen die Kur ideal. Der Körper wird bei regelmäßiger Anwendung und ausreichender Menge gut durchspült. Auf diese Weise werden Harnsäure und andere Abbauprodukte des Stoffwechsels ausgeleitet.
Bewegung in frischer Luft hilft beim Stressabbau. Neben Spaziergängen und Radfahren entdecken viele Menschen das Wandern für sich, um ihre innere Balance wiederzufinden. Wandern im Einklang mit der Natur tut dem Körper gut, erfrischt den Geist und hebt die Laune. Das Kontrastprogramm zum stressigen Alltag entspannt und bietet Zeit für die innere Einkehr. Die Gedanken dürfen fließen und zur Ruhe kommen. Regenerierend wirken auch Yoga, Massagen und Wellness-Anwendungen.

Azteken-Smoothie

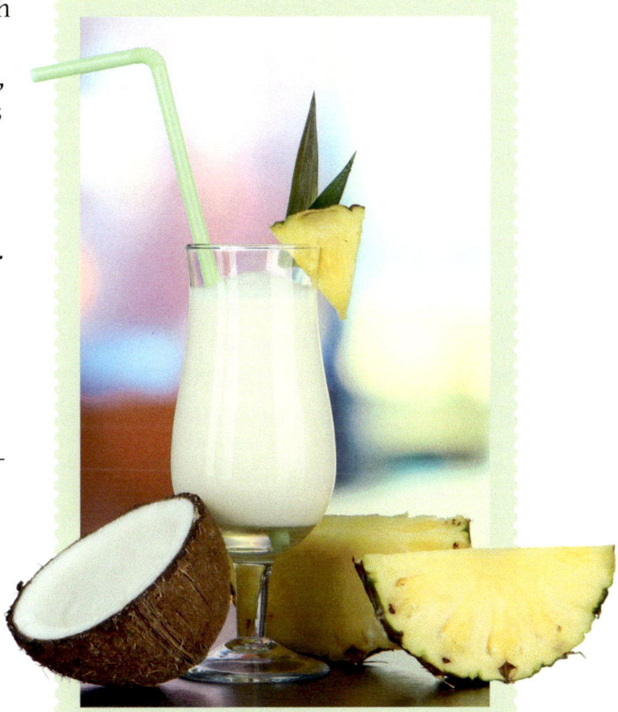

Zutaten

- 100 ml Ananassaft
- 20 ml Kaktusfeigensaft
- 125 ml Buttermilch
- 1 TL Kokosmilch
- 1 Stück Ananas

Zubereitung

Ananassaft mit Kaktusfeigensaft, Buttermilch und Kokosmilch mixen und in ein Cocktailglas gießen. Mit einem Stück Ananas am Glasrand dekorieren.

Den weiblichen Organismus stärken

FRAUENGESUNDHEIT

Die Doppelbelastung von Frauen durch Beruf und Familie fordert ihren Tribut. Immer mehr Frauen fühlen sich überfordert von ihren Aufgaben, ständigem Zeitdruck und Dauerstress, der die Gesundheit beeinträchtigen kann. Sie klagen über Erschöpfung, Schlafmangel, Depressionen und Überlastung. Die natürlichen Pflanzenstoffe von Zinnkraut und Schafgarbe tragen zur Stärkung des Immunsystems und zum allgemeinen Wohlbefinden bei.

Der Organismus der Frau

Von der Kindheit bis ins Alter durchläuft der weibliche Organismus geschlechtsspezifische Veränderungen. Pubertät, Menstruation, Schwangerschaft und Stillzeiten sowie die Menopause können Beschwerden mit sich bringen, die einer besonderen Prävention, Diagnose, Früherkennung und Therapie bedürfen.
Eine geschlechtsorientierte Form der Behandlung ist aber auch erforderlich bei Erkrankungen mit frauentypischen Symptomen und Ausprägungen, die in den unterschiedlichen genetischen und biologischen Voraussetzungen begründet sind. So reagieren Frauen, die unter dauerhaftem Stress leiden, schneller mit Beschwerden als Männer. Depressive Verstimmungen, Blut-

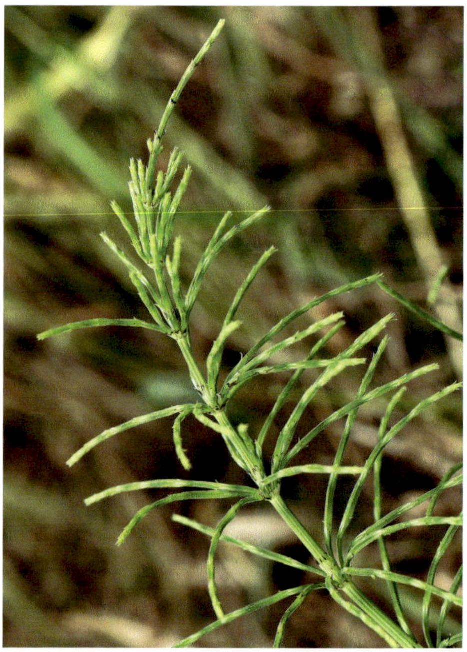

Zinnkraut

hochdruck, Schlaflosigkeit, Migräne und andere stressbedingte Erkrankungen treten bei ihnen früher und häufiger auf als bei Männern. Beruhigend und lindernd wirken die Heilkräfte aus der Natur: Die Frischpflanzensäfte Schafgarbe und Zinnkraut stärken das Immunsystem und verbessern das Allgemeinbefinden, fördern die Verdauung und helfen bei Menstruationsbeschwerden.

Sanfte Hilfe aus der Natur

Schafgarbensaft verfügt über viele pflanzliche Inhaltsstoffe, die bei Problemen im Magen-Darm-Bereich wirksam werden. Die Schafgarbe ist ein traditionell angewendetes Heilmittel bei Magenverstimmungen, Magenschleimhautentzündung (Gastritis), Blähbauch und Völlegefühl (dyspeptische Beschwerden). Bei funktionellen Störungen der Gallenblase kann Schafgarbe ebenfalls erfolgreich eingesetzt werden, da sie die Produktion von Gallensaft begünstigt. Dank seiner krampflösenden und beruhigenden Wirkung hilft Schafgarbensaft auf sanfte Weise bei Menstruationsbeschwerden. Bei entzündlichen Prozessen im äußeren Genitalbereich oder bei Scheidenentzündungen hat sich Schafgarbe ebenfalls seit Jahrhunderten bewährt.

Zinnkrautsaft mit seiner entwässernden Wirkung schwemmt Wasseransammlungen im Gewebe aus und entlastet auf diese Weise Herz und Kreislauf. Zinnkraut (Ackerschachtelhalm) kann bei Durchfall und Blähungen eingesetzt werden, es regt die Nierentätigkeit an und wirkt stark harntreibend. Deshalb eignet sich Zinnkrautsaft zur Durchspülungstherapie bei bakteriellen oder entzündlichen Erkrankungen der ableitenden Harnwege. Nierengrieß wird abgebaut und ausgespült.

Empfehlung

Anwendung

3 × 10 ml oder 2 × 15 ml je Frischpflanzensaft täglich

- in 150 ml Wasser oder Kräutertee (z. B. Detox-Tee) trinken
- 10 – 15 Minuten vor den Mahlzeiten einnehmen
- Dauer der Kur: 3 – 12 Wochen

Wirkung

- Stärkt das Immunsystem
- Hilft bei Menstruationsbeschwerden
- Fördert die Verdauung
- Wirkt ausleitend, krampflösend und beruhigend

**Die Natur findet von allein ihren Weg.
Sie braucht keine Überlegung,
sie hat auch keine Anweisung erhalten
und weiß doch, das Nötigste zu tun.**

HIPPOKRATES VON KOS Griechischer Arzt (um 460 v. Chr. – 370 v. Chr.)

Die Haut profitiert ebenfalls von der heilenden Wirkkraft des Zinnkrauts: Der hohe Gehalt an Kieselsäure fördert die Wundheilung, z. B. bei Akne oder entzündeter Haut, und verbessert die Elastizität der Haut, wodurch die Faltenbildung verzögert wird. Kieselsäure strafft und festigt das Bindegewebe, kräftigt Haare und Nägel und verbessert die Durchblutung der Haut. Eine Kombination der beiden Frischpflanzensäfte verstärkt ihre heilenden Wirkkräfte. Für eine dreiwöchige Kur werden jeweils drei Flaschen Schafgarbensaft und Zinnkrautsaft benötigt. Die Kur kann beliebig lange fortgesetzt werden, da keine Gewöhnungseffekte auftreten.

Unterstützende Maßnahmen

Eine zuckerreiche Ernährung fördert die Zellalterung und damit die Entstehung von Falten oder Hautunreinheiten. Während der Kur sollte deshalb auf Zucker verzichtet werden. Begleitend zur Kur trinkt man täglich zwei bis drei Liter Basen Aktiv-Tee oder Wasser.

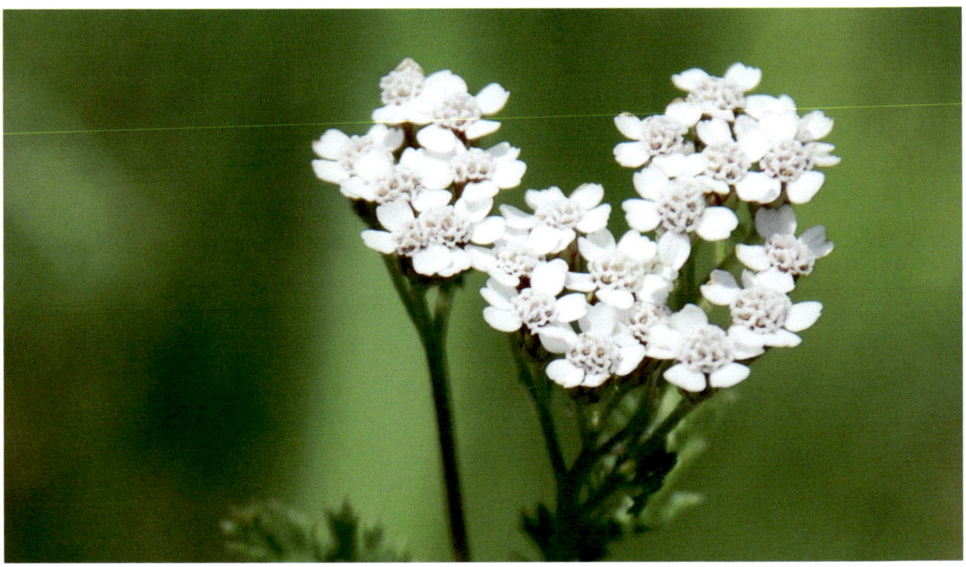

Schafgarbe

Zur Steigerung der Lebensqualität bei Belastungen, für mehr Energie und einen gut funktionierenden Stoffwechsel ist eine gesunde Ernährung wichtig. Es geht dabei nicht um die Gewichtsreduktion oder die Erfüllung einer von den Medien aufgestellten Schönheitsnorm. Im Vordergrund steht ausschließlich die Verbesserung des Wohlbefindens durch eine vollwertige Ernährung mit Ballaststoffen, Obst und Gemüse, durch ausreichende körperliche Bewegung und gesunden Schlaf.
Bewegung tut gut, stärkt das Immunsystem, ist verdauungsfördernd und gerade bei Dauerstress eine gute Methode, um wieder in die eigene Mitte zu finden. Auf diese Weise findet auch der Blutdruck wieder ins Gleichgewicht.
Yoga, Spaziergänge in der Natur, Atemübungen, autogenes Training, Tai-Chi, Pilates, Entspannungsübungen und Meditation tragen zur Regeneration von Körper, Geist und Seele bei. Regelmäßiges Achtsamkeitstraining mit der bewussten Wahrnehmung eigener Verhaltensweisen, von Gefühlszuständen oder Essgewohnheiten ist eine weitere gute Grundlage für die körperliche und seelische Gesundheit und damit für das allgemeine Wohlbefinden. Anspannung, innere Unruhe und Stress können auf diese Weise verringert oder auf Abstand gehalten werden.

Grüner Smoothie

Zutaten

- 100 g Bio-Brokkoli
- 100 g Bio-Gurke
- 1 Bio-Apfel
- 15 ml Zinnkrautsaft
- 15 ml Schafgarbensaft

Zubereitung

Den Brokkoli, die Gurke und den Apfel waschen, zerkleinern und alles im Mixer pürieren.
Den Zinnkraut- und Schafgarbensaft einrühren und alles gut mischen.
Den Smoothie kühl stellen und vor dem Essen oder anstatt einer Mahlzeit in kleinen Schlucken kauend trinken.

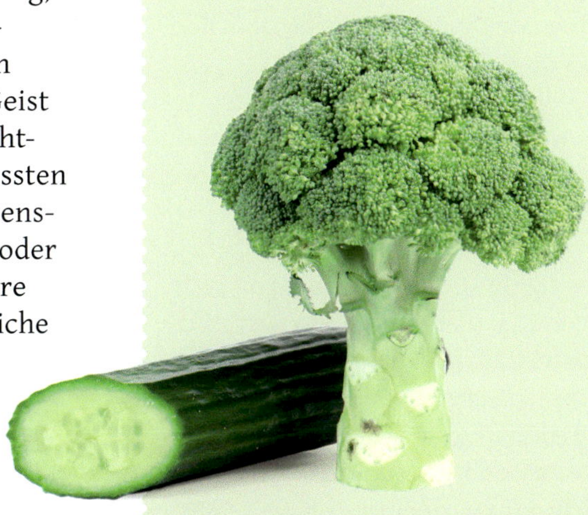

Gesund und aktiv bleiben

MÄNNERGESUNDHEIT

Männer haben – genau wie Frauen auch – mit geschlechtsspezifischen und altersbedingten Beschwerden zu kämpfen. Alterserkrankungen, wie z. B. Rheuma oder Nervenerkrankungen, werden häufig durch chronische Entzündungen ausgelöst. Abhilfe schaffen die wertvollen Wirkstoffe von Granatapfel und Zinnkraut. Sie harmonisieren den Stoffwechsel, geben dem Körper wieder mehr Energie und steigern die Vitalität.

Die Gesundheit erhalten

Statistiken zeigen auf, dass die Lebenserwartung von Männern deutlich unter der von Frauen liegt. Bei der Erforschung der Ursachen wurde deutlich, dass sich Männer seltener mit ihrem Gesundheitszustand auseinandersetzen und sich weniger oft ärztlich beraten oder behandeln lassen. Risikofaktoren für Herz-Kreislauf-Erkrankungen, wie z. B. erhöhter Alkoholkonsum, Rauchen, zu wenig Bewegung, einseitige Ernährung mit zu viel tierischem Fett und Übergewicht, prägen den männlichen Lebensstil vergleichsweise häufiger. Viele Alterungsprozesse und Alterskrankheiten werden durch chronische Entzündungen verursacht. Dazu zählen z. B. die Gefäßverkalkung mit der Gefahr eines Herzinfarkts oder Schlaganfalls, die Demenz vom Typ Alzheimer, die Entzündung der Prostata und der Urogenitalorgane, Nervenerkrankungen und Taubheitsgefühle in den Beinen sowie schmerzhafte Bindegewebserkrankungen an Muskeln, Sehnen und Gelenken wie Rheuma, Arthritis, Arthrose.

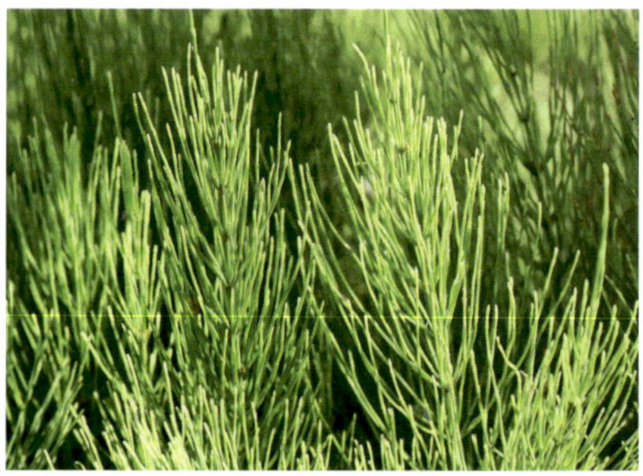

Zinnkraut

Die Frischpflanzensäfte Granatapfel und Zinnkraut stärken das durch Stress geschwächte Immunsystem des Mannes und lassen chronische Entzündungen abheilen. Beide Frischpflanzensäfte tragen außerdem dazu bei, dass die Körperzellen optimal arbeiten und den Körper mit Energie versorgen.

Zur Anregung und Stärkung

Für den Erhalt einer gesunden und natürlichen Spannkraft sorgt **Granatapfelsaft** mit seinen hochwertigen Polyphenolen, wie z. B. Punicalaginen, die etwa die Hälfte der antioxidativen Eigenschaften des Granatapfels ausmachen und die Körperzellen vor freien Radikalen schützen. Umwelteinflüsse und Infektionen greifen die Zellwände nicht an und die körpereigene Abwehr wird unterstützt. Das steuert der Zellalterung entgegen, was zur Folge hat, dass die Gefäße gesund bleiben. Durch das Wirkspektrum des Granatapfelsaftes geht das „schlechte" LDL-Cholesterin (Low-density-Lipoprotein) zurück und Entzündungsprozesse, beispielsweise in der Vorsteherdrüse (Prostata), können verhindert werden. Granatapfel trägt dazu bei, die Körperfunk-

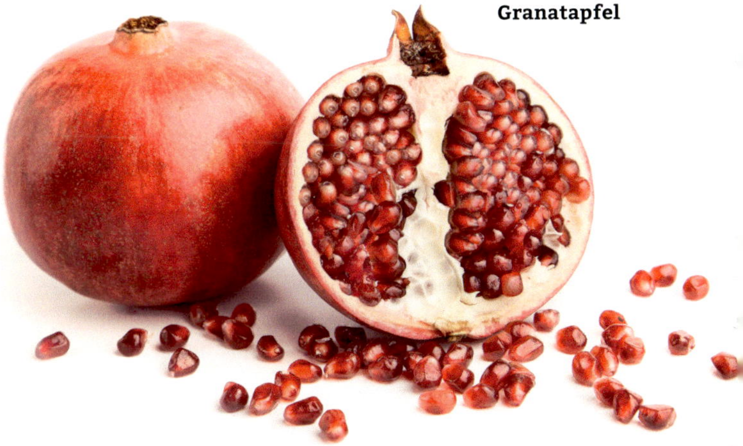

Granatapfel

Empfehlung

Anwendung

3×5 ml Granatapfelsaft und
3×10 ml Zinnkrautsaft täglich

- in 150 ml Wasser oder Kräutertee (z. B. Basen-Aktiv Tee) trinken
- 10 – 15 Minuten vor den Mahlzeiten einnehmen
- Dauer der Kur: 3 – 12 Wochen

Wirkung

- Stärkt das Immunsystem
- Steigert Vitalität und Lebenskraft
- Fördert die Harnausscheidung
- Beseitigt Verdauungsstörungen
- Schützt die Zellwände

tionen des Mannes zu stärken, seine Vitalität zu steigern und seine Leistungsfähigkeit zu erhalten.
Zinnkrautsaft bietet Schutz vor Virusinfektionen, kann bei Durchfall und Blähungen verwendet werden und regt die Nierentätigkeit an. Dank seiner entwässernden Wirkung entlastet Zinnkraut (Ackerschachtelhalm) Herz und Kreislauf und eignet sich zur Durchspülungstherapie bei bakteriellen oder entzündlichen Erkrankungen der ableitenden Harnwege. Nierengrieß wird abgebaut und ausgespült.
Der hohe Gehalt an Kieselsäure fördert die Wundheilung gereizter oder entzündeter Hautstellen (z.B. nach der Rasur), festigt das Bindegewebe und verbessert die Durchblutung der Haut.

Die Kombination der beiden Frischpflanzensäfte verstärkt ihre Wirkkräfte. Für eine dreiwöchige Kur werden zwei Flaschen Granatapfelsaft und drei Flaschen Zinnkrautsaft benötigt.

> Da es sehr förderlich für die Gesundheit ist, habe ich beschlossen, glücklich zu sein.
>
> VOLTAIRE
> Französischer Philosoph und Schriftsteller (1694 – 1778)

Die Kur kann nach Ablauf des ersten Zyklus bis zu zwölf Wochen fortgesetzt werden.

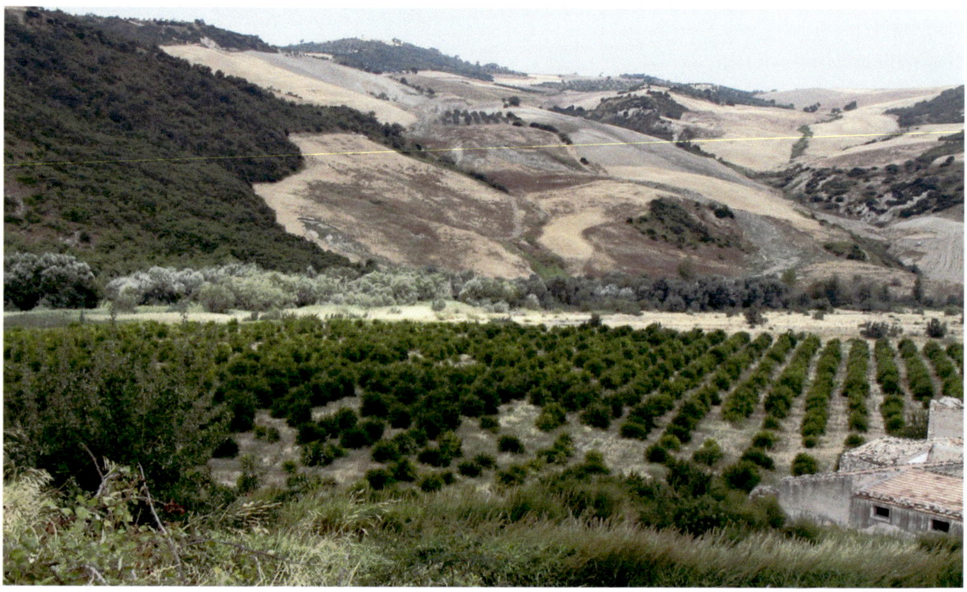

Granatapfelanbau

Unterstützende Maßnahmen

Die Kur sollte durch zwei bis drei Liter Wasser oder Basen Aktiv-Tee täglich unterstützt werden. Empfohlen wird darüber hinaus eine ausgewogene Ernährungsweise mit basischen Lebensmitteln (Gemüse und Obst) sowie Vollkornprodukten, der Verzicht auf Zucker, Alkohol, Zigaretten und tierische Lebensmittel (Milch und Fleisch).

Regelmäßige körperliche Betätigung an der frischen Luft wie Radfahren, Joggen, Spazierengehen, Wandern, Nordic Walking oder Schwimmen helfen dabei, Stress abzubauen, das Gewicht zu reduzieren oder es nach einer Gewichtsreduktion zu halten. Denn zu viele überschüssige Pfunde können die Gesundheit stark beeinträchtigen.

Granatapfel-Joghurt-Smoothie

Zutaten für 2 Gläser

- 2 Bio-Birnen
- 1 Bio-Zitrone
- 150 g Bio-Joghurt
- 1 Prise Zimtpulver
- 2 EL flüssiger Honig
- 1 EL Granatapfel-Muttersaft
- 2 Eiswürfel
- 2 Stängel Zitronenmelisse
- ½ Bio-Apfel

Zubereitung

Die Birnen waschen, entkernen und in Stücke schneiden. Die Zitrone auspressen und mit den Birnen in einen Mixer geben. Joghurt, Zimt, Honig und Granatapfel-Muttersaft hinzufügen und alles gut vermischen. Eiswürfel dazugeben und nochmals mixen. Den Granatapfel-Joghurt-Smoothie in Gläser füllen, mit Zitronenmelisse und dünnen Apfelscheiben garnieren.

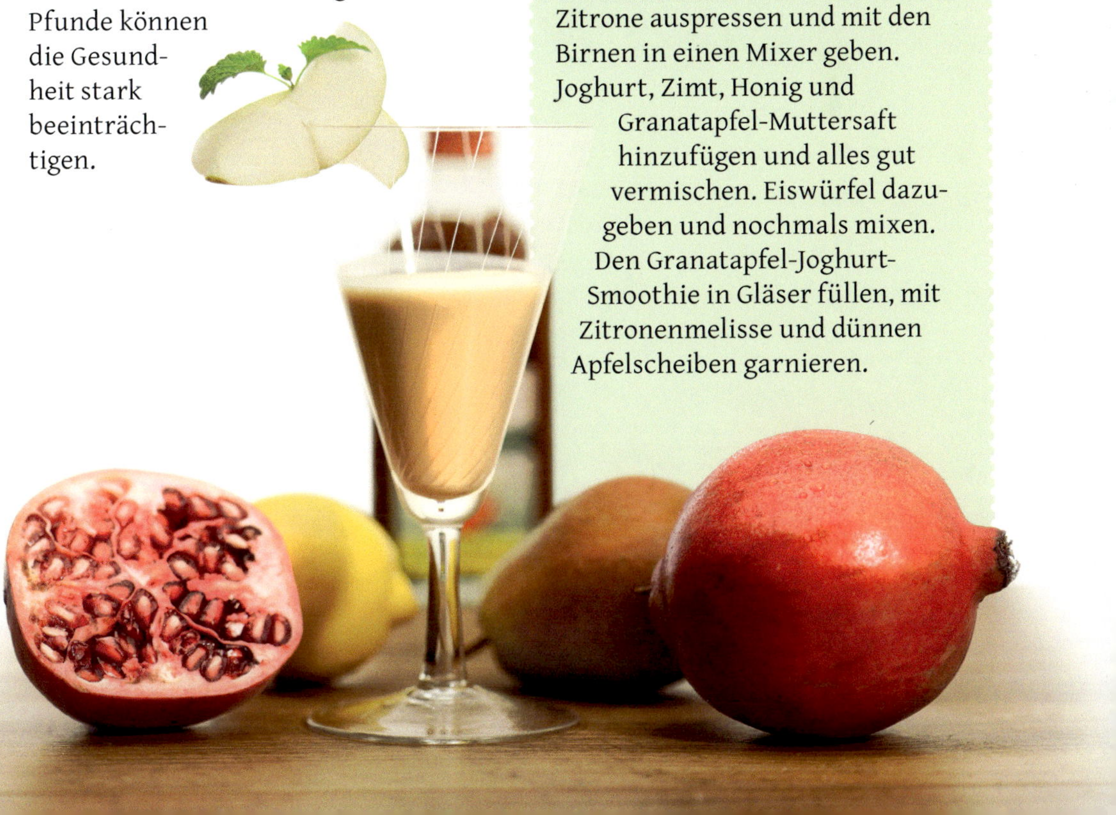

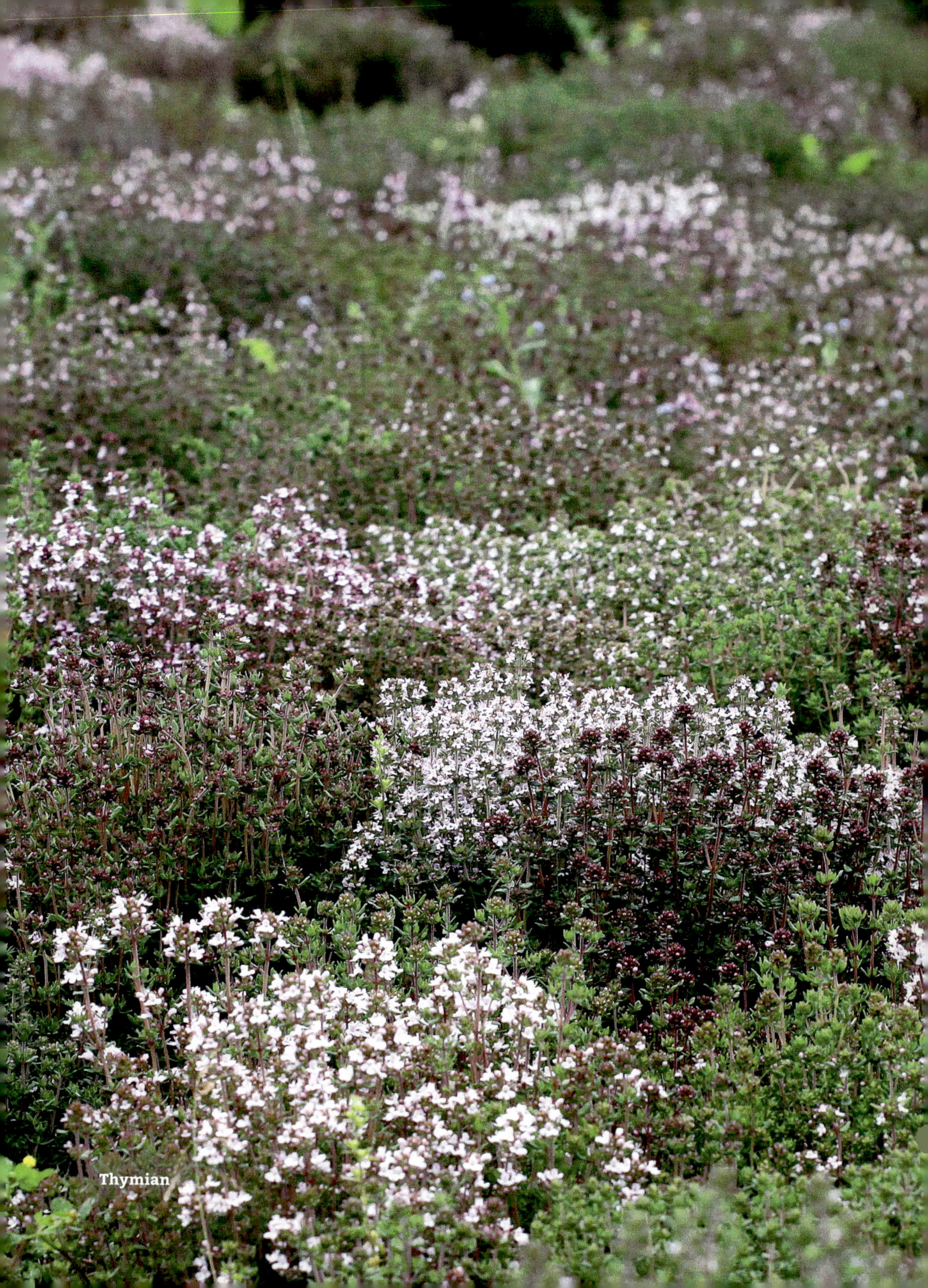

Thymian

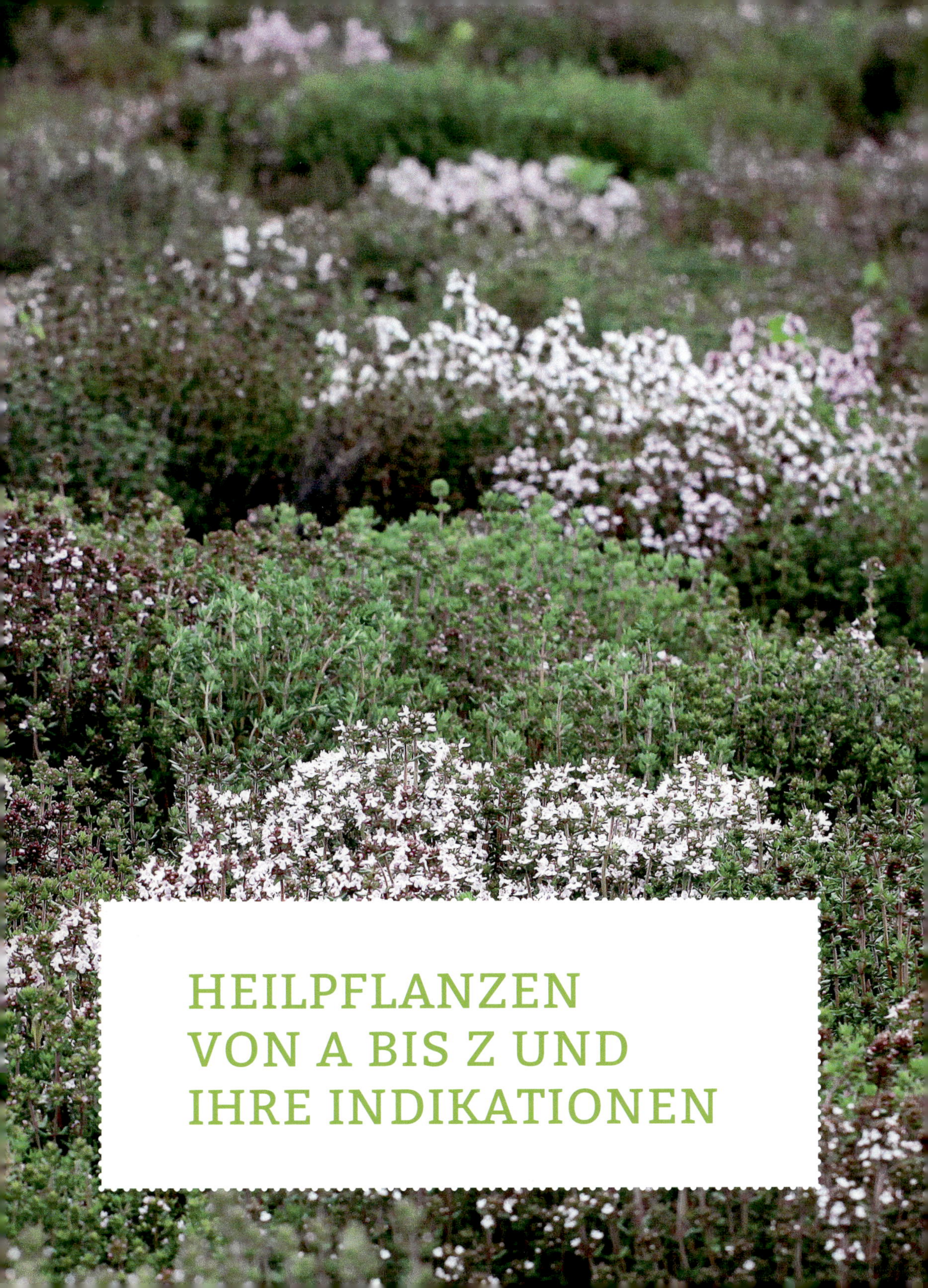

HEILPFLANZEN VON A BIS Z UND IHRE INDIKATIONEN

Acerola

Malpighia punicifolia L. (Malpighia glabra L.)

Anwendung
- Als natürliches Vitamin C
- Zur Vorbeugung gegen Erkältungskrankheiten
- Als Ergänzung zu allen Heilpflanzensäften im Erkältungsbereich

Inhaltsstoffe
- Vitamin C
- Vitamin B_6
- Provitamin A
- Riboflavin
- Niacin
- Eisen, Kalzium, Magnesium
- Flavonoide

Wirkungen
- Stärkt die Widerstandskraft
- Radikalfänger

Die Acerola aus der Familie der Malpighiengewächse *(Malpighiaceae)* wächst in freier Natur z. B. in Teilen Süd- und Mittelamerikas und auf den Karibischen Inseln. Sie ist auch bekannt unter den Bezeichnungen „Acerolakirsche", „Kirsche der Antillen" oder „Barbadoskirsche". Die Frucht sieht der heimischen Kirsche zwar ähnlich, ist aber nicht mit ihr verwandt. Der anspruchslose Strauch oder kleine Baum mit seinen lederartigen Blättern und purpurfarbenen Blütendolden wächst an Wegrändern, Flussufern, auf trockenen Böden und sogar Felsen bis zu einer Höhe von 1600 m.

Die kirschartige, rote Frucht gilt als eine der Vitamin-C-reichsten Früchte überhaupt. Sie enthält 30-mal mehr Ascorbinsäure als eine Zitrone. Ihre weiteren Inhaltsstoffe verstärken die antioxidative Wirkung des Vitamin C.

Seit Jahrhunderten wird die Acerolakirsche in ihrer Heimat als Heilmittel genutzt, z. B. bei Infekten, Fieber, Allergien und Herz-Kreislauf-Erkrankungen. Die Früchte werden roh als Obst verzehrt, für den Transport sind sie aber zu empfindlich. Außerhalb ihres Anbaugebiets sind sie deshalb vor allem als Saft oder Pulver erhältlich.

Besonders in der kalten Jahreszeit, bei Stress, Krankheiten oder anderen körperlichen Belastungen benötigt der Körper vermehrt Vitamin C. Acerolasaft gleicht Vitamin-C-Defizite aus, stärkt dadurch die körpereigene Abwehr und beugt Erkältungskrankheiten vor. Besonders wertvoll ist diese natürliche Vitamin-C-Quelle auch für Menschen mit Citrus-Allergie, Raucher, Schwangere und Infektanfällige.

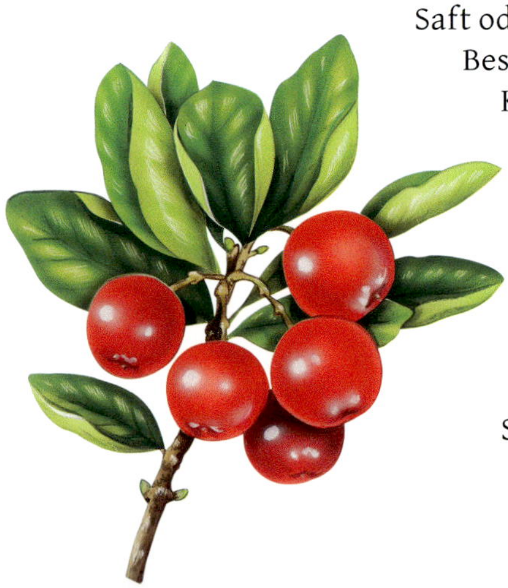

Andorn

Marrubium vulgare L.

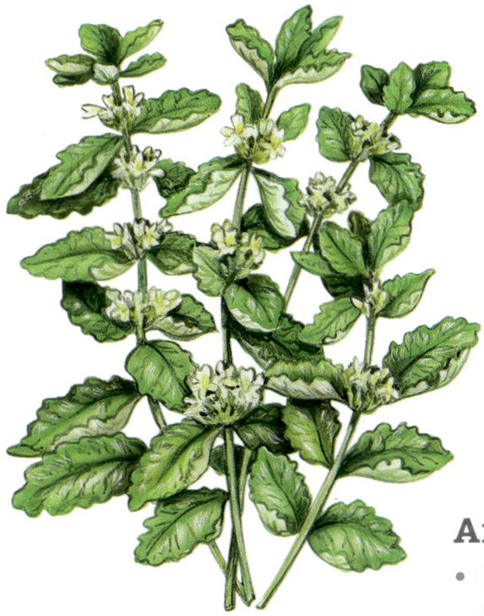

Das buschig wachsende Andornkraut gehört zur Familie der Lippenblütler *(Lamiaceae)* und ist eine der ältesten und am besten überlieferten Heilpflanzen. Schon Hippokrates beschrieb die Pflanze und Hildegard von Bingen empfahl sie in der Hauptanwendung bei Erkältungskrankheiten.
Der etwa 50 cm hoch wachsende Andorn stammt ursprünglich aus Südeuropa und hat sich bis nach Zentralasien ausgebreitet. Durch seine Verwendung als Heilkraut kam die Heilpflanze auch nach Nord- und Südamerika. In unseren Breiten ist die Pflanze vom Aussterben bedroht, weil ihr der Lebensraum fehlt. Sie wächst wild überwiegend an Mauer- und Wegrändern.
Optisch erinnert das Andornkraut an Taubnesseln. Die runzligen Blätter (blattoberseits mit stark eingesenkten Blattnerven) sitzen kreuzgegenständig am vierkantigen, weißfilzig behaarten Stängel. Darüber entfalten sich kleine weiße Blüten in achselständigen Scheinquirlen.
Der naturreine Heilpflanzensaft Andorn wird bei Atemwegs- und Verdauungsbeschwerden eingesetzt. Die Inhaltsstoffe des Krauts haben eine schleimlösende, auswurffördernde und hustenlindernde Wirkung. Durch die ätherischen Öle und Bitterstoffe (u. a. Marrubiin) wirkt Andorn auch anregend auf die Sekretion von Magensaft und Galle, wodurch sich die Behandlung von Verdauungsbeschwerden wie Blähungen und Völlegefühl oder auch Appetitlosigkeit begründet.

Anwendung
- Bei Verdauungsbeschwerden wie Blähungen und Völlegefühl
- Bei Appetitlosigkeit
- Bei Katarrhen der Luftwege, zur Unterstützung der Schleimlösung
- Bei chronischer Bronchitis und Altersasthma
- Bei Keuchhusten

Inhaltsstoffe
- Gerbstoffe (bis 7 %, bakterizid)
- Bitterstoffe (v. a. Marrubiin, ein Diterpen der Labdanreihe)
- Wenig ätherisches Öl (Camphen, Fenchen)
- Flavonoide (Aglyka: Quercetin, Luteolin)

Wirkungen
- Gallenfluss fördernd
- Ausscheidung fördernd
- Antibakteriell, entzündungshemmend
- Auswurffördernd, schleimlösend

Artischocke

Cynara scolymus L. (Cynara carduncului L.)

Anwendung
- Bei Verdauungsbeschwerden
- Bei mangelndem Appetit
- Zur Regulierung der Cholesterin- und Blutfettwerte

Inhaltsstoffe
- Cynarin und Chlorogensäure
- Flavonoide (Glukoside des Luteolins: Cynarosid, Scolymosid)
- Bitterstoffe
- Mineralstoffe (z. B. Kalzium, Eisen, Magnesium)
- Vitamine der B-Gruppe, Vitamin E und Betacarotin

Wirkungen
- Fettverdauung verbessernd
- Gallenfluss und Stoffwechsel anregend
- Gallensäureausscheidung fördernd
- Blutfettwerte positiv beeinflussend
- Leberschutz

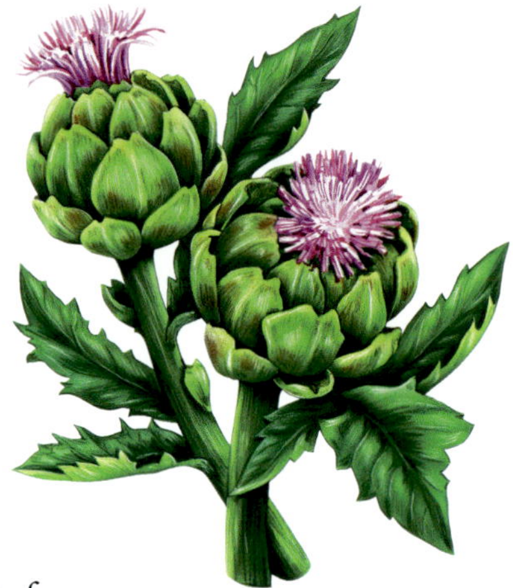

Die Artischocke gehört zu den Korbblütlern *(Asteraceae)* und stammt ursprünglich aus dem östlichen Mittelmeerraum und Nordafrika. Die distelartige Staude mit tiefgrüner Blattrosette kann bis zu 2 m hoch werden. Auf ihren dicken verzweigten Stängeln sitzen ein bis zwei Blütenkörbe. Sie können 6 bis 12 cm groß werden und setzen sich aus großen Hüllblättern und röhrigen, violetten Blüten zusammen.
Die Artischocke gehört zu den ältesten Kulturpflanzen der Erde. Bereits im alten Ägypten wurde sie als Gemüse geschätzt. Sie hat jedoch nicht nur als Nahrungsmittel, sondern auch in der Naturheilkunde eine lange Tradition. Schon die Griechen und Römer nutzten sie wegen ihrer verdauungsfördernden Eigenschaften als Heilpflanze.
Die Inhaltsstoffe der Artischocke regen den Stoffwechsel und den Appetit an. Sie steigern die Bildung und Sekretion von Gallenflüssigkeit und fördern dadurch die Tätigkeit von Leber und Gallenblase. Traditionell wird die Artischocke bei Verdauungsstörungen wie Blähungen, Völlegefühl, Schmerzen im Oberbauch und Übelkeit eingesetzt. Darüber hinaus unterstützt sie den Abbau von Fetten und reguliert auf sanfte Weise Cholesterin- und Blutfettwerte.

Baldrian

Valeriana officinalis L.

Baldrian gehört zur Familie der Baldriangewächse *(Valerianaceae)*, die über 200 Arten umfasst. Er ist in Europa und in Teilen Asiens heimisch, wo er hauptsächlich an feuchten, aber sonnigen Standorten wächst.

Die aromatisch duftende Pflanze wird bis zu 1,5 m hoch. Sie findet sich an Flüssen, Bächen, auf Lichtungen und feuchten Wiesen. Erkennbar ist sie an ihren charakteristischen weißlich-rosafarbenen Blütenrispen. Sie sitzen auf dem runden, leicht behaarten hohlen Stängel, der meist nur im oberen Teil verzweigt ist.

Baldrian gehört zu den bekanntesten Heilpflanzen. Über die ausgleichende Wirkung des beruhigenden Nervenmittels wird schon seit Jahrhunderten berichtet. Medizinische Verwendung findet die Baldrianwurzel.

Traditionell wird Baldrian angewendet bei Unruhe- sowie Angstzuständen, Reizbarkeit und nervös bedingten Einschlaf- sowie Durchschlafstörungen.

Die Inhaltsstoffe des Baldrians tragen zur allgemeinen Entspannung bei und haben einen ausgleichenden und schlaffördernden Effekt. Darüber hinaus kann Baldrian die Leistungsbereitschaft am Tag verbessern und die Konzentrationsfähigkeit erhöhen.

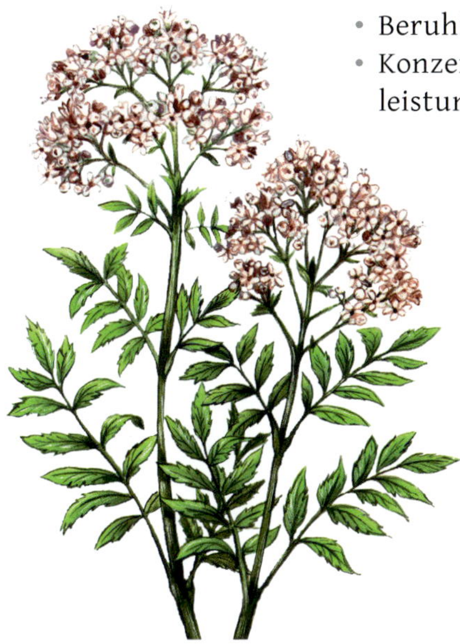

Anwendung
- Bei Einschlafstörungen
- Bei nervlicher Belastung
- Bei Unruhe, Angst und Spannungszuständen

Inhaltsstoffe
- Ätherische Öle
- Alkaloide
- Valerin
- Valerensäuren
- Chatinin
- Gerbstoffe
- Valepotriate

Wirkungen
- Angst- und spannungslösend
- Schlaffördernd
- Beruhigend
- Konzentrations- und leistungsfördernd

Bärlauch

Allium ursinum L.

Anwendung
- Zur Vorbeugung von Arteriosklerose
- Als sinnvolle Ergänzung bei cholesterinbewusster Ernährung
- Bei Verdauungsstörungen

Inhaltsstoffe
- Lauchöl mit schwefelhaltigen Verbindungen
- Flavonoide
- Vitamine A und C sowie B-Vitamine
- Mineralstoffe
- Spuren von Prostaglandinen

Wirkungen
- Fettstoffwechsel anregend
- Blutfettwerte positiv beeinflussend
- Antibakteriell
- Sekretionsanregend im Magen-Darm-Bereich
- Durchblutungsfördernd

Vermutlich diente der Bärlauch den Bären nach ihrem Winterschlaf als erste Nahrung, daher sein Name. Bärlauch gehört zu den Lauchgewächsen *(Alliaceae)*. Die Pflanze stammt aus Europa und Nordasien und wächst vorwiegend in feuchten Laub- und Auenwäldern, wo sie sich an manchen Stellen großzügig ausbreitet. Im Frühjahr liegt an diesen Plätzen der typische Knoblauchgeruch in der Luft. Deshalb wird er auch Waldknoblauch genannt.

Die Staude überdauert in kleinen länglichen Zwiebeln. Ihr dreikantiger Stängel wird bis zu 30 cm hoch und trägt 5 bis 20 schneeweiße, sternchenartige Blüten in flacher Trugdolde. Die lanzettlichen Blätter sind 2 bis 5 cm breit und stehen meist zu zweit. Beim Sammeln ist Vorsicht geboten: Die Blätter ähneln denen des giftigen Maiglöckchens und der hoch giftigen Herbstzeitlosen.

Die gesundheitlichen Wirkungen des Bärlauchs sind vielfältig und beruhen auf einer ganzen Reihe von Inhaltsstoffen. Besonders erwähnenswert sind die schwefelhaltigen Verbindungen und Flavonoide. Sie haben einen günstigen Einfluss auf die Blutfettwerte und unterstützen dadurch Herz und Blutgefäße in ihrer Funktion. Darüber hinaus regen die bioaktiven Stoffe die Bildung von Verdauungsenzymen an und tragen zum Erhalt einer gesunden Darmflora bei.

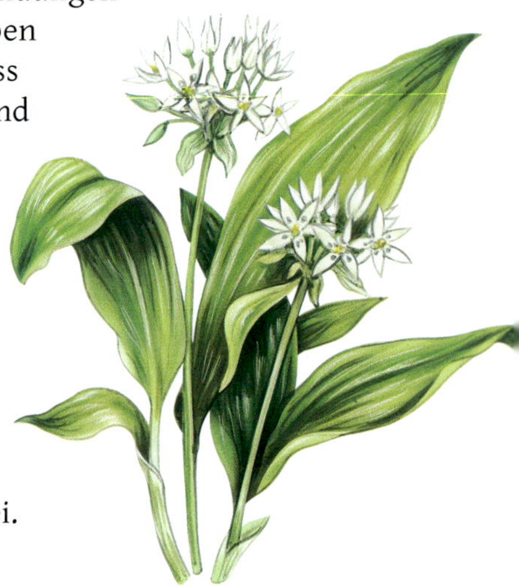

Birke

Betula pendula ROTH (Hängebirke oder warzige ~, auch Weißbirke); Betula pubescens ERHART (seltene Moorbirke oder behaarte ~, auch Besenbirke)

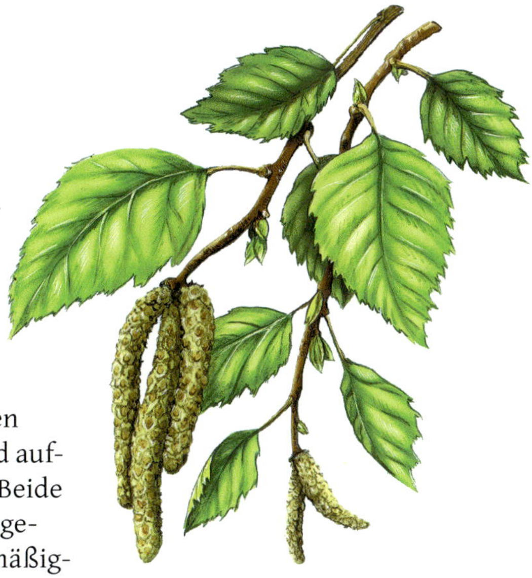

Die Hängebirke mit ihrer charakteristischen weißen Rinde wird bis zu 25 m hoch. An ihren herabhängenden Zweigen sitzen glatte hellgrüne Blätter mit doppelt gesägten Blatträndern. Die Zweige der Moorbirke sind aufrecht oder abstehend und flaumig behaart. Beide Birkenarten gehören zur Familie der Birkengewächse *(Betulaceae)* und kommen in den gemäßigten Zonen Europas vor: die Hängebirke bevorzugt in trockenen Laub- und Nadelwäldern, die Moorbirke in feuchten Wäldern und Mooren. Die Birke bildet männliche (lange hängende) und weibliche (kurze gestielte) Kätzchen.

Zur medizinischen Anwendung kommen die Blätter beider Birkenarten. Ihre Inhaltsstoffe sorgen für die sanfte Durchspülung der Harnwege. Flavonoide bewirken, dass mehr Harn gebildet wird und harnpflichtige Substanzen vermehrt ausgeschieden werden. So wird verhindert, dass sich Schlackenstoffe im Körper ablagern. Rheumatische Beschwerden werden dadurch gemildert.

Der hohe Gehalt an Kalium leistet einen positiven Beitrag bei der Ausschwemmung und verhindert die Gefahr ungesunder Elektrolytverschiebungen im Körper.

Birkentee oder -frischpflanzensaft wird zur Durchspülungstherapie bei bakteriellen, entzündlichen und krampfartigen Erkrankungen eingesetzt. Eine Therapie mit dem Saft aus frischen Birkenblättern empfiehlt sich beispielsweise bei einer Neigung zu Nierengrieß und zur Linderung rheumatischer Beschwerden.

Anwendung

- Zur Entwässerung
- Bei rheumatischen Beschwerden
- Zur Durchspülungstherapie bei entzündlichen Erkrankungen der ableitenden Harnwege und bei Nierengrieß

Inhaltsstoffe

- Flavonoide
- Ätherisches Öl
- Vitamin C
- Mineralstoffe (besonders Kalium und Kalzium)

Wirkungen

- Harntreibend
- Blasentätigkeit anregend
- Krampflösend und antientzündlich

Brennnessel

Urtica dioica L. (große Brennnessel); Urtica urens L. (kleine Brennnessel)

Anwendung

- Zur Durchspülungstherapie bei leichten Beschwerden der ableitenden Harnwege
- Bei rheumatischen Beschwerden

Inhaltsstoffe

- Mineralstoffe in hoher Konzentration (bis zu 20 %), besonders Kalium, Kieselsäure, Kalzium- und Magnesium-Salze, Eisen, Mangan und Kupfer
- Flavonoide
- Biogene Amine (Histamin, Acetylcholin)
- In der Wurzel: pflanzliche Steroidhormone, Lignane, Lectine und Polysaccharide

Wirkungen

- Harntreibend
- Ausschwemmend
- Blutreinigend

Die Brennnessel gehört zu den Brennnesselgewächsen *(Urticaceae)*. Zwei Arten werden unterschieden: die große Brennnessel, die bis zu 1,5 m hoch werden kann, und die kleine Brennnessel mit bis zu 50 cm Höhe. Sie wachsen weltweit in den gemäßigten Zonen, bevorzugt an Wegrändern, Zäunen und in Gärten.

Die Brennnessel mit ihren auslaufenden flachen Wurzeln ist anspruchslos und verbreitet sich schnell. Fast jeder hatte schon einmal eine unangenehme Begegnung mit ihren Brennhaaren. Diese sitzen am Stängel und auf den grob gezähnten, gegenständig gestielten Blättern. Ab Juli öffnen sich die unscheinbaren Blüten in Trugdolden.

Die Brennnessel wird häufig als „Unkraut" bekämpft. Sie ist jedoch seit der Antike als wertvolle Heilpflanze bekannt. Medizinische Verwendung finden die Blätter und Wurzeln der Brennnessel.

Ihre harntreibende und blutreinigende Wirkung macht die Brennnessel zu einem wichtigen Bestandteil von Frühjahrskuren. Sie regt die Nieren- und Blasenfunktion an und fördert eine vermehrte Harnausscheidung. Die ableitenden Harnwege werden gut durchspült, Schlackenstoffe werden ausgeleitet. Traditionell angewendet wird die Brennnessel zur Besserung von Gelenkschmerzen und Hautkrankheiten sowie äußerlich zur Pflege von Kopfhaut und Haaren.

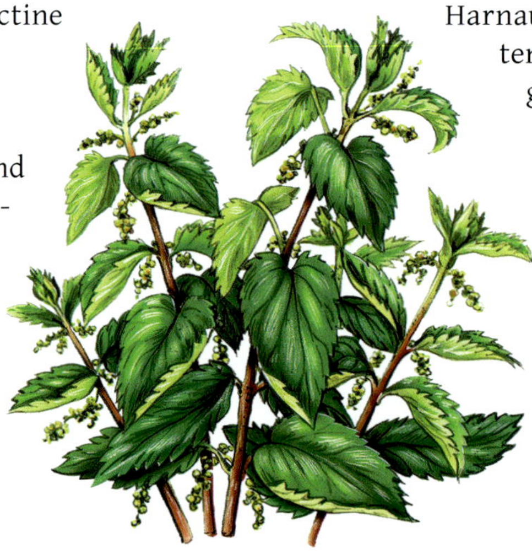

Cranberry

Vaccinium macrocarpon Ait.

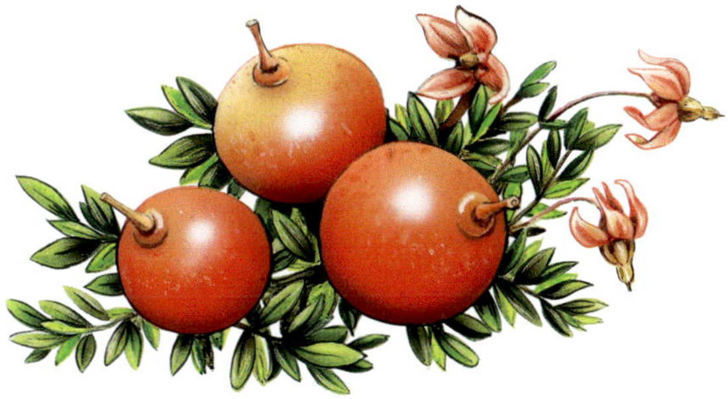

Die Großfrüchtige Moosbeere, besser bekannt unter ihrer englischen Bezeichnung Cranberry, gehört zur Familie der Heidekrautgewächse *(Ericaceae).*
Sie ist verwandt mit der deutlich kleineren europäischen Preisel- und Heidelbeere. Heimisch ist der immergrüne kleine Strauch in Nordamerika und Kanada. In den Herbstmonaten trägt er leuchtend rote Beeren, die schon bei den amerikanischen Ureinwohnern als Wundschutz bei Verletzungen und als Heilmittel gegen Blasenleiden galten. Auch die ersten Siedler verwendeten die Beere in Küche und Volksmedizin. Da die Blüten der Pflanze entfernt an Kranichköpfe erinnern, gaben sie ihr den Namen „crane berry" (Kranichbeere). Heute noch ist sie, mit Wasser und Zucker aufgekocht, eine unverzichtbare kulinarische Ergänzung des US-amerikanischen Thanksgiving-Festessens.
In rohem Zustand ist der eher säuerlich-fruchtige Geschmack der Cranberry aber gewöhnungsbedürftig. Deshalb wird die Vitamin-C-reiche Beere in der Küche hauptsächlich als Zutat in Keksen und Kuchen, getrocknet als Müslibeigabe oder als Saft verwendet.
Der vorbeugende Effekt der Cranberry bei häufig wiederkehrenden Harnwegsinfekten wie der Blasenentzündung ist wissenschaftlich nachgewiesen. Ihre wirksamen Bestandteile verhindern, dass sich Bakterien an den Wänden der ableitenden Harnwege festsetzen. Auf diese Weise werden Bakterien ausgeschwemmt und es kommt nicht zu einer Blasenentzündung.

Anwendung

- Bei häufig wiederkehrenden Harnwegsinfekten
- Bei Vitamin-C-Mangel

Inhaltsstoffe

- Proanthocyanidin
- Fruchtsäuren
- Vitamine, besonders Vitamin C
- Mineralstoffe wie Kalium, Kalzium, Magnesium und Phosphat

Wirkungen

- Erschwert Bakterien das Andocken an Schleimhäuten
- Entzündungshemmend
- Stärkt das Immunsystem

Echinacea (Purpursonnenhut)

Echinacea purpurea (L.) MOENCH

Anwendung
- Zur Stärkung der Abwehrkräfte
- Bei wiederkehrenden Infekten, besonders im Bereich der oberen Atemwege und der ableitenden Harnwege

Inhaltsstoffe
- Kaffeesäurederivate (Cichoriensäure, Dicaffeoylweinsäuren, Ferulasäure)
- Flavonoide (z. B. Rutin)
- Alkamide
- Polysaccharide
- Glykoproteine
- Ätherische Öle
- Vitamin C

Wirkungen
- Stärkt das Immunsystem
- Kräftigt die körpereigene Abwehr

Die Echinacea purpurea – oder Purpursonnenhut, Roter Sonnenhut, Rote Sonnenblume, Rudbeckia – gehört zu den Korbblütlern *(Asteraceae).* Ihr Name lässt sich ableiten von „echinos" (griech. Igel) und verweist auf den stacheligen Blütenstandsboden. Der Blütenstand selbst hat für die Bezeichnung Sonnenhut gesorgt, da er einer bunt geschmückten Kopfbedeckung gleicht.

Die mehrjährige Staude stammt aus Nordamerika. In Europa wird sie als Schnittblume und Heilpflanze kultiviert. Sie wird bis zu 1,8 m hoch und hat einen aufrechten, sehr kräftigen und verzweigten Stängel. Von anderen Echinacea-Arten unterscheiden kann man sie anhand ihrer purpurfarbenen, kegelförmigen Blütenköpfe mit abstehenden Zungenblüten. Die breiten Blätter sind eiförmig, auf beiden Seiten rau und bis zu 20 cm lang.

Schon die amerikanischen Ureinwohner schätzten das Echinacea-Kraut als Heilmittel, u. a. bei Verbrennungen, Zahnschmerzen, Wunden aller Art und Schlangenbissen. Gegen Ende des 19. Jahrhunderts wurde die Pflanze auch wissenschaftlich untersucht und zur Behandlung bei Harnwegsinfektionen empfohlen. Heute wird sie vor allem wegen ihrer allgemein abwehrstärkenden Wirkung eingesetzt.

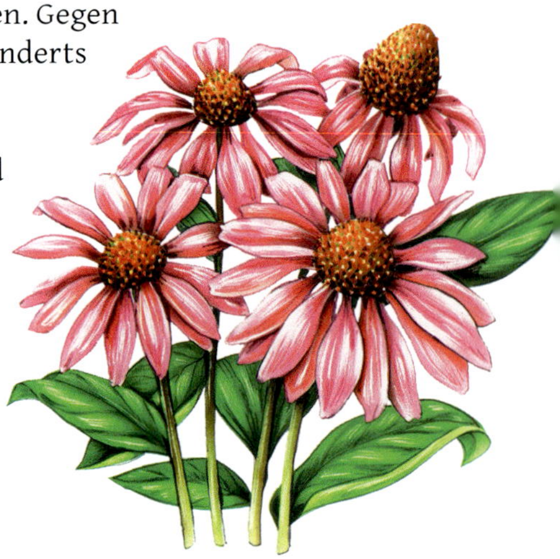

Granatapfel

Punica granatum L.

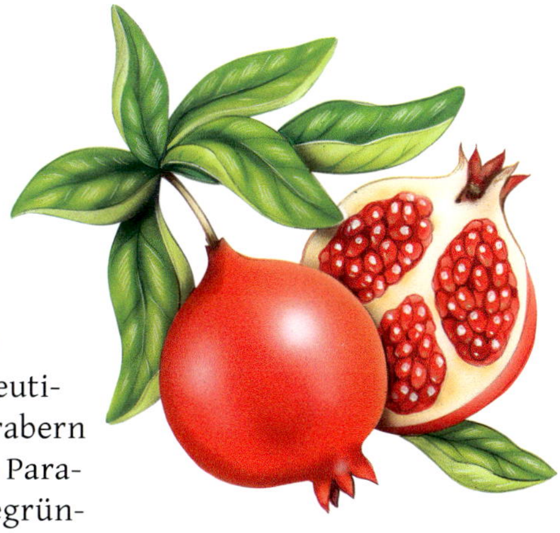

Der sommergrüne Granatapfelbaum aus der Familie der Granatapfelgewächse *(Punicaceae)* stammt wahrscheinlich aus dem Gebiet des heutigen Iran und wurde um 700 n. Chr. von den Arabern nach Spanien gebracht. Der Granatapfel, auch Paradiesapfel genannt, gab der von den Mauren gegründeten Stadt Granada vermutlich ihren Namen und findet sich auch in ihrem Stadtwappen.
Der 2 bis 5 m hohe Strauch oder kleine Baum trägt längliche, glänzende Blätter. Im Frühjahr und Sommer erscheinen an seinen Zweigen korallenrote, ca. 4 cm große glockenförmige Blüten. Aus ihnen reifen im Spätsommer bis in den Dezember hinein die Früchte. Sie ähneln entfernt den Äpfeln, gelten aber als samenreiche Beeren. Granatäpfel werden bis zu 12 cm groß und haben eine ledrige, braunrote Schale. Essbar ist das rötliche, süß-saure Fruchtfleisch der zahlreichen Samen.
Aus der ganzen, frischen Frucht gepresster Granatapfelsaft gilt seit Jahrhunderten als gut verträgliches Nahrungs- und Heilmittel. Unter dem Einfluss der wertvollen Inhaltsstoffe des Granatapfels werden im Körper die allgemeinen, schädlichen Wirkungen der freien Radikalen verhindert oder gemindert. Dazu gehören z. B. die Blockade von Enzymen und funktionell wichtigen Eiweißen sowie die Zerstörung von Zellmembranen.
Granatapfelsaft ist besonders reich an Polyphenolen, besonders hervorzuheben sind hier die Punicalagine, denen eine Reihe gesundheitsfördernder Wirkungen zugeschrieben werden. Sie schützen die Körperzellen vor freien Radikalen und haben wichtige Schutzfunktionen gegenüber Arteriosklerose, Schlaganfall und Herzinfarkt.

Anwendung
- Radikalfänger
- Oxidationsschutz

Inhaltsstoffe
- Polyphenole: Tannine (Gerbstoffe), Anthocyane (rote Bioflavonoide)
- Punicalagine
- Vitamine, auch Vitamin C
- Mineralstoffe

Wirkungen
- Antioxidativ und vitalitätssteigernd
- Antientzündlich
- Zellschützend (vor schädigenden Umwelteinflüssen und Infektionen)
- Mindert zelluläre Fehlentwicklungen und Zellalterung
- Herz-Kreislauf-Schutz, schädliches LDL-Cholesterin sinkt

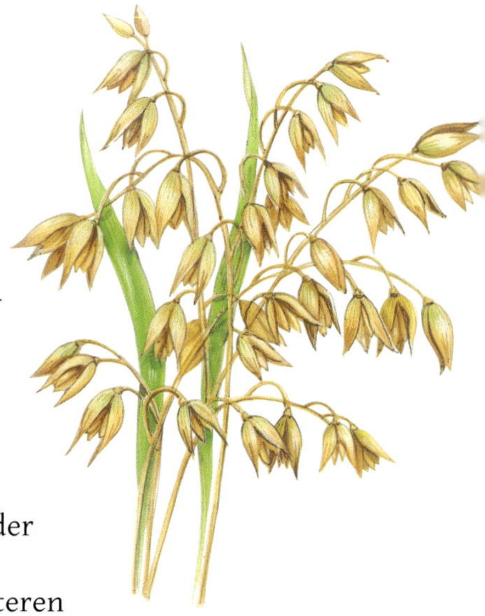

Hafer

Avena sativa L.

Anwendung

- Bei nervösen Erschöpfungszuständen
- Zur Stärkung und Kräftigung

Inhaltsstoffe

- Kohlenhydrate (Oligo- und Polysaccharide, u. a. Beta-Glucan)
- Flavonoide
- Kieselsäure (teilweise in wasserlöslicher Form)
- Mineralstoffe (Kalzium, Eisen, Kupfer, Zink, Magnesium, Phosphor, Mangan)
- Vitamine (B_1, B_6)
- Tocotrienole (Antioxidanzien, eine Vitamin-E-Form)
- Saponine (Avenacosid A, B)
- Ungewöhnliche Aminosäuren (Avenasäure A und B)

Wirkungen

- Kräftigend und aufbauend
- Mild beruhigend und nervenstärkend

Hafer stammt ursprünglich aus dem Mittelmeergebiet und liebt sonnige, mineralreiche Böden. Die einjährige, bis zu 1 m hohe Nutzpflanze aus der Familie der Grasgewächse *(Poaceae)* gedeiht aber auch in kälteren Regionen gut. Seit ca. 100 v. Chr. wird die Pflanze vorwiegend in den nördlichen Breiten angebaut. Einst diente Hafer den Menschen nördlich der Alpen als Hauptnahrungsmittel. Als Heilpflanze fand er Verwendung bei Magen-Darm-Beschwerden, Rheuma, Gicht und Hautleiden sowie als Mittel bei allgemeiner Erschöpfung. Heute ist der Hafer anerkannt als traditionell angewendetes pflanzliches Arzneimittel zur Kräftigung und Stärkung bei nervösen Erschöpfungszuständen.

In der Küche und Medizin kommen die oberirdischen Teile der Pflanze zum Einsatz: Haferfrüchte (Haferflocken) mit ihrem hohen Anteil an Nähr- und Vitalstoffen sind ein bewährtes Nahrungsmittel. Das Haferstroh enthält den stickstoffhaltigen Pflanzenwirkstoff Avenin, der beruhigende Eigenschaften hat. Aus Haferkraut, den frischen grünen Pflanzenteilen des Hafers, werden Tee, Tinkturen und Presssaft hergestellt.

Aufgrund seiner kräftigenden, beruhigenden, aufbauenden und nervenstärkenden Wirkungen bringt Hafer Hilfe bei nervöser Erschöpfung und Schlafstörungen, die als Folge geistiger Überarbeitung auftreten. Er ist ein natürliches Kräftigungsmittel, schneller Energielieferant und positiv für die Rekonvaleszenz.

Ingwer

Zingiber officinale ROSCOE

Ingwer zählt zur artenreichen Familie der Ingwergewächse *(Zingiberaceae)*. Er stammt vermutlich aus dem Süden Chinas und ist seit dem 11. Jahrhundert auch in Mitteleuropa bekannt.
Ingwer wird heute in vielen tropischen Ländern als Gewürz- und Heilpflanze kultiviert. Medizinisch verwendet wird das knollige Rhizom. Aus ihm wachsen 1 bis 2 m hohe Scheinstängel, die schilfartige, 20 cm lange, durchscheinend punktierte Blätter tragen. Der bis zu 30 cm hohe Blütenspross endet in einer etwa 5 cm langen Ähre mit gelb-grünen Deckblättern und gelb-roten Blüten.
Ingwer ist seit Tausenden von Jahren für seine zahlreichen positiven Eigenschaften bekannt und spielt vor allem in der Traditionellen Chinesischen und der Aryuvedischen Medizin eine große Rolle. Auch seine Verwendungsformen sind vielfältig. Ingwer wird frisch, getrocknet und pulverisiert, als Tinktur oder Saft eingesetzt. Gesundheitlich relevant sind neben Vitaminen und Mineralstoffen besonders die Scharfstoffe sowie ätherischen Öle.
Nachgewiesen ist die Wirksamkeit von Ingwer bei Magen-Darm-Beschwerden, Übelkeit und Erbrechen sowie zur Vorbeugung von Reisekrankheit. Die aromatische Schärfe regt die vermehrte Bildung von Speichel und Magensaft an und fördert die Darmtätigkeit. Im Gehirn wirken die Scharfstoffe dämpfend, wodurch der vor Brechreiz oder Erbrechen schützende Effekt ausgelöst wird. Außerdem ist Ingwer für seine antientzündliche Wirksamkeit bei Rheuma, Schmerzen, Alterungsvorgängen und Erkältungen bekannt.

Anwendung
- Bei Unwohlsein und Erbrechen
- Zur Magenberuhigung
- Gegen Husten und Halsentzündung, Migräne, Rheuma und Reisekrankheit

Inhaltsstoffe
- Scharfstoffe (ca. 3 %: Gingerole und Shogaole)
- Ätherisches Öl (bis 3 %, mit Curcumin)
- Vitamine
- Mineralstoffe

Wirkungen
- Brechreiz mindernd oder verhindernd
- Regt Magensaft- und Speichelproduktion an
- Steigert Tonus und Peristaltik des Darms
- Gallenfluss anregend
- Durchblutung und Stoffwechsel anregend

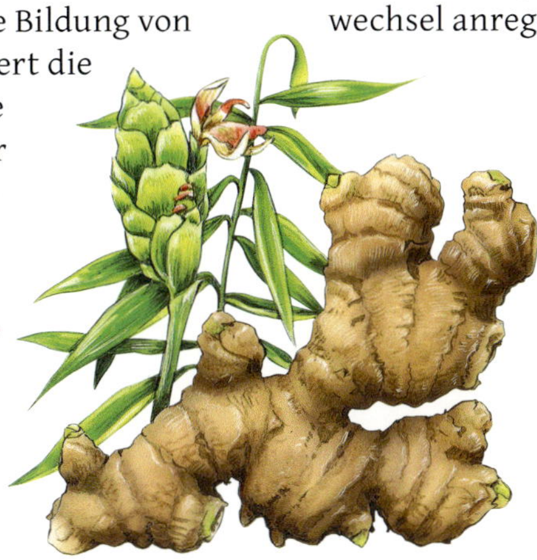

Johanniskraut

Hypericum perforatum L.

Anwendung
- Bei Nervosität
- Bei nervösen Erschöpfungszuständen
- Bei nicht organisch bedingten Nervenschmerzen

Inhaltsstoffe
- Hypericine (Pseudo-, Iso-, Protohypericin)
- Flavonoide (z. B. Hyperosid, Rutin)
- Ätherisches Öl (n-Alkane, Monoterpene)
- Gerbstoffe (über 10 %)

Wirkungen
- Antidepressiv
- Entzündungshemmend

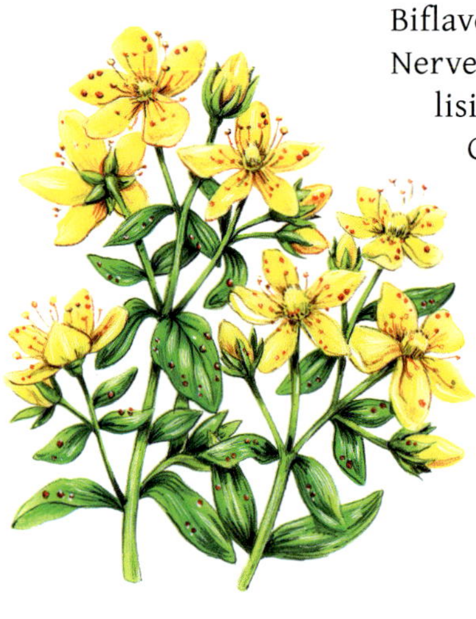

Das Johanniskraut aus der Familie der Johanniskrautgewächse (*Hypericaceae;* griech. *hypereicon* = mit außerordentlichen Heilkräften) ist in Europa und Asien beheimatet. Die mehrjährige Pflanze wächst an trockenen und warmen Wald- sowie Wegrändern und ist seit Jahrhunderten vor allem bekannt für ihre stimmungsaufhellende Wirkung. Auch der berühmte Arzt Paracelsus schätzte das Kraut, „welches Sonne in das Gemüt bringt".
Die ca. 60 cm hohe Pflanze ist gegenständig verzweigt und trägt elliptische, durchscheinend punktierte Blätter. Diese „Punkte" sind die Ölbehälter. Von Juni bis September erscheinen die sternförmigen, goldgelben und schwarz punktierten Blüten. Ihren Namen Johanniskraut verdankt die Pflanze der Legende, dass sie sich aus dem Blut des heiligen Johannes des Täufers gebildet habe. Zerdrückt man die Blüten zwischen den Fingern, kommt das rot gefärbte Öl zum Vorschein.
Für medizinische Zwecke werden die oberirdischen, blühenden Teile verwendet. Mehrere Inhaltsstoffe des Krauts ergänzen sich dabei in idealer Weise: Biflavone dämpfen Übererregungen im zentralen Nervensystem. Hypericin hat einen indirekt stabilisierenden Effekt auf die Überträgerstoffe im Gehirn, sodass diese nachhaltiger sind. Johanniskraut wirkt also zunächst beruhigend und bei regelmäßiger Einnahme stimmungsaufhellend. Es hilft bei nervöser Erschöpfung, Folgen von Überforderung und Stress, Burn-out-Syndrom, Überreizung, Ängsten und verminderter Leistungsfähigkeit sowie Konzentrationsstörungen.

Kaktusfeige

Opuntia ficus-indica (L.) MILL.

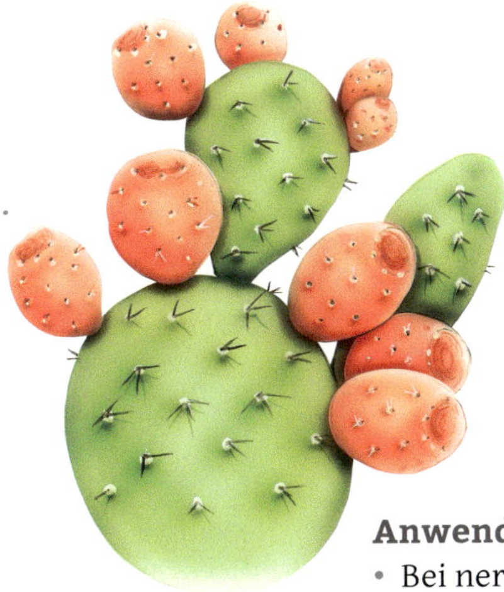

Die Kaktusfeige ist die Frucht des mehrere Meter hohen Feigenkaktus *Opuntia ficus-indica* aus der Familie der Kakteengewächse *(Cactaceae)*. Die baumförmig wachsende Pflanze stammt aus Süd- und Mittelamerika und wurde von den spanischen Eroberern nach Europa gebracht. Schon die Azteken im heutigen Mexiko nutzten den Feigenkaktus als traditionelle Heilpflanze. Bis heute wird er in der Volksmedizin verwendet, z. B. bei Diabetes, bei Erkrankungen des Magen-Darm-Traktes oder bei Entzündungen. Die Wüstenpflanze wächst in Gebieten mit feucht-heißem Klima, z. B. rund um das Mittelmeer, in Mexiko, Australien und Südafrika. Sie ist anspruchslos und gedeiht auch bei Dürre und auf nährstoffarmen Böden. Mit seinen ausdehnten Wurzeln hält der Feigenkaktus den Boden fest und wirkt bei Sandstürmen der Bodenerosion entgegen.
In den mit Dornenbüscheln bedeckten, ohrenförmigen Stängelgliedern speichert die widerstandsfähige Pflanze Wasser. An ihren Rändern wachsen gelbe Blüten mit etwa 8 cm Länge. Aus den befruchteten Blüten bilden sich die essbaren Kaktusfeigen. Die eiförmigen Früchte sind etwa 7 bis 10 cm groß, ihre Schale ist je nach Sorte grün oder gelb bis purpurfarben. Die reifen Früchte haben ein weiches, saftiges Fruchtfleisch und ihr süß-säuerlicher Geschmack erinnert an Feigen. Auch die Samen der Früchte sind essbar. Weil das Fruchtfleisch reich an Vitaminen und Mineralstoffen ist, wird die Kaktusfeige als Nahrungsergänzungsmittel verwendet.

Anwendung

- Bei nervlicher Anspannung und Erschöpfung
- Für die körperliche Leistungssteigerung

Inhaltsstoffe

- Betalaine: Betaxanthine, Betacyane
- Kohlenhydrate 15%, überwiegend aus Invertzucker (Fructose und Glucose) und Traubenzucker
- Alle essenziellen Aminosäuren, besonders:
  - Freies Prolin
  - GABA
  - Glutamin
  - Serin
- Mineralstoffe (besonders Kalzium und Magnesium)

Wirkungen

- Schnelle Energiezufuhr
- Steigert Leistungsfähigkeit und Widerstandskraft
- Verbessert den Zellstoffwechsel
- Entzündungshemmend

Löwenzahn

Taraxacum officinale L.

Anwendung
- Bei Störungen des Gallenflusses
- Zur Anregung der Harnausscheidung
- Bei Verdauungsstörungen

Inhaltsstoffe
- Bitterstoffe
- Mineralstoffe (besonders Kalium)
- Kohlenhydrate (Fructose als Baustein von Inulin)
- Vitamin A, C, D, B_2, Carotinoide

Wirkungen
- Gallenfluss fördernd
- Harntreibend
- Ausscheidung fördernd

Der in Mitteleuropa weit verbreitete Löwenzahn aus der Familie der Korbblütengewächse *(Asteraceae)* ist eine uralte Heilpflanze. Typische Merkmale des Löwenzahns sind seine grundständige Blattrosette mit den scharf gezähnten Blättern, der hohle Stängel, die kräftige Pfahlwurzel und der weiße Milchsaft in allen Pflanzenteilen. Löwenzahn wächst an allen Standorten. Die anspruchslose Pflanze ist widerstandsfähig und hält sich hartnäckig.

Traditionell wird Löwenzahn u. a. als Tee und Frischpflanzensaft angewendet zur Durchspülung der ableitenden Harnwege bei entzündlichen Erkrankungen und bei Magen-Darm-Beschwerden. Der hohe Mineralstoffgehalt der Pflanze, insbesondere Kalium, wirkt sich harntreibend aus. Mit seinen stoffwechselanregenden Bitterstoffen unterstützt Löwenzahn die Verdauung und reduziert nach reichhaltigen Mahlzeiten das Völlegefühl. Der vermehrte Gallenfluss verbessert die Fettverdauung. Durch Löwenzahn wird die gesamte Zelltätigkeit im Körper angeregt, was sich vor allem bei Lebererkrankungen positiv auswirkt. Als stoffwechselanregendes Mittel eignet sich Löwenzahnsaft sehr gut für Entschlackungskuren, die am besten durch eine bewusste Ernährung ohne Fleisch, mit viel Gemüse und Obst, Rohkost, wenig Salz und ohne Zucker ergänzt werden. Auch ein Salat aus frischen Löwenzahnblättern in Bio-Qualität ist förderlich für eine gesunde Verdauung.

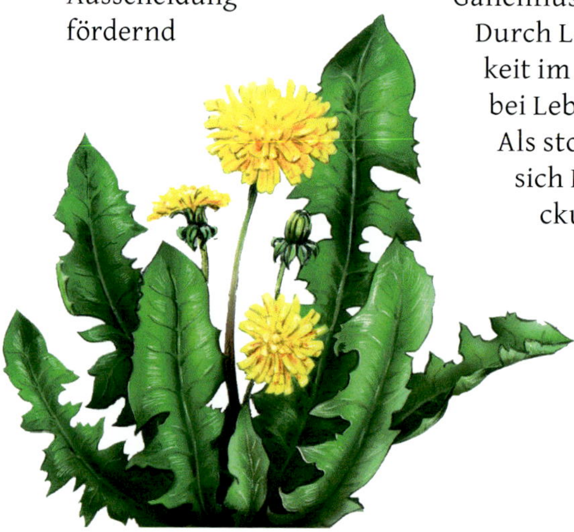

Melisse

Melissa officinalis L.

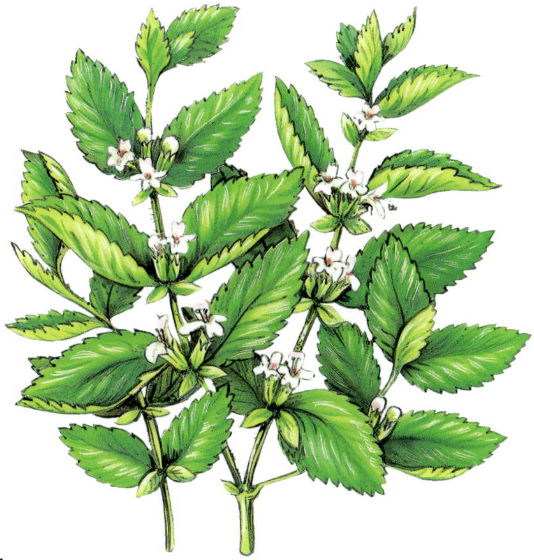

Die duftende Melisse aus der Familie der Lippenblütler *(Lamiaceae)* wurde im 11. Jahrhundert von den Arabern nach Spanien gebracht. Seit Jahrhunderten ist sie eine der bekanntesten Heilpflanzen bei der Behandlung von Nervosität und Unruhe. Sie gehörte in jeden Kloster- und Kräutergarten, u. a. auch als Bienenweide.

Die anspruchslose Pflanze liebt sonnige, windgeschützte Standorte und bildet dort dichte, etwa 1 m hohe Büsche. Die vierkantigen Stängel tragen kreuzgegenständig angeordnete, dunkelgrüne Blätter. Von Juli bis September zeigen sich die gelbweißen Blüten.

Die herzförmigen Blätter der Melisse enthalten ätherische Öle. Ihr Zitronenduft entfaltet sich, wenn man ein Melissenblatt zerreibt. Deshalb wird sie auch „Zitronenmelisse" genannt. Die ätherischen Öle machen die Heilkraft der Melisse aus: Ihr Duft und die Inhaltsstoffe wirken beruhigend, entspannend, krampflösend und schlaffördernd.

Melisse wird wegen ihrer beruhigenden Wirkung bei Nervosität und Schlafstörungen verwendet. Sie lindert aber auch nervöse Herzbeschwerden sowie Kopfschmerzen und hilft bei nervösen Magen-Darm-Beschwerden mit Blähungen oder Brechreiz. Empfehlenswert ist sie aus diesem Grund auch bei Morgenübelkeit in der Schwangerschaft.

Die Bitterstoffe der Heilpflanze regen außerdem die Produktion von Magen- und Gallensäften an und fördern die Verdauung. Frische Melissenblätter werden deshalb auch in Salaten verwendet.

Anwendung

- Bei Nervosität und Schlafstörungen
- Bei nervösen Herzbeschwerden
- Bei Kopfschmerzen und Migräne
- Bei nervösen Magen-Darm-Störungen
- Bei Angstzuständen und Abgespanntheit

Inhaltsstoffe

- Ätherische Öle
- Flavonoide
- Bitterstoffe
- Gerbstoffe
- Rosmarinsäure

Wirkungen

- Beruhigend
- Entkrampfend
- Schlaffördernd
- Verdauungsanregend

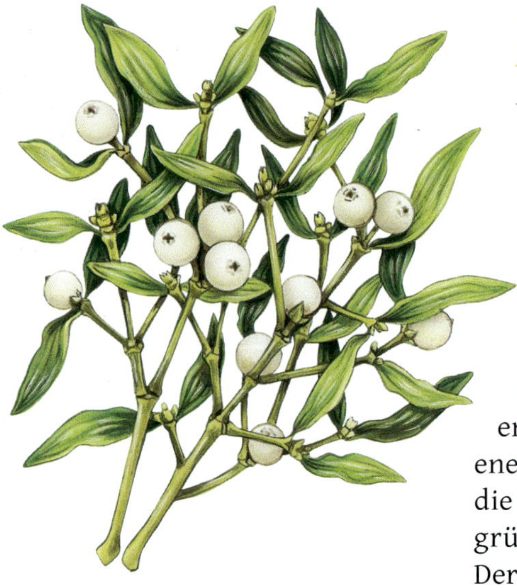

Mistel

Viscum album L.

Der immergrüne Mistelstrauch aus der Familie der Sandelholzgewächse *(Santalaceae)* ist eine halbschmarotzende Pflanze, die in Europa, Afrika und Asien vorkommt. Die Mistel wächst auf verschiedenen Baumarten, vor allem Linden, Pappeln, Weiden, Ahorn und Apfelbäumen. Sie entzieht dem Wirt nur Wasser und Nährsalze. Die energiereichen organischen Verbindungen erzeugt die Mistel mit ihren eigenen, das ganze Jahr über grünen Blättern und Zweigen selbst.

Der holzige Stamm der Mistel verästelt sich zu einem kugeligen Strauch. An den verzweigten Stängeln sitzen dicke, lederartige Blätter. Die Mistel ist zweihäusig, d. h. es existieren männliche und weibliche Pflanzen.

Von März bis April bilden sich an den Enden der Zweige gelbgrüne Blüten. Die befruchteten weiblichen Blüten bringen erbsengroße, durchscheinende weiße Beeren mit klebrigem Samen hervor. Die Beeren reifen im Dezember.

Die Mistel enthält verschiedene biologisch aktive Inhaltsstoffe mit blutdrucksenkender Wirkung. Sie ist eine traditionelle Heilpflanze zur Unterstützung der Kreislauffunktion und bei der Arteriosklerose-Prophylaxe.

Besonders bewährt hat sich die Pflanze bei Bluthochdruck mit Schwindelanfällen, Kopfdruck und Herzbeschwerden. Viscotoxine und Lignane stärken den Herzmuskel, und Flavonoide können die Gefäßwandspannung senken. Durch die krampflösende und beruhigende Wirkung der Mistel werden das Herz und die Gefäße entlastet, und Beschwerden in der Herzgegend sowie Schwindelgefühle können abnehmen.

Anwendung

- Bei leicht erhöhtem Blutdruck
- Bei Schwindelanfällen, Kopfdruck und Herzbeschwerden
- Als Prophylaxe arteriosklerotischer Beschwerden

Inhaltsstoffe

- Viscotoxine (basische Polypeptide aus 46 Aminosäuren)
- Lektine (Glykoproteine)
- Flavonoide
- Lignane

Wirkungen

- Blutdruckregulierend
- Unterstützt die Kreislauffunktion

Petersilie

Petroselinum crispum (MILLER) A.W. HILL

Die Petersilie gehört zur Familie der Doldenblütler *(Apiaceae)*. Der Stängel der Heil- und Gewürzpflanze wird etwa 30 bis 60 cm hoch, ist gerillt und verzweigt sich zur Spitze hin. Die wechselständigen, dreifach gefiederten Blätter sind je nach Sorte kraus oder glatt und reich an grünem Blattfarbstoff.
Schon seit der Antike wird Petersilie wegen ihrer entwässernden und verdauungsfördernden Wirkung als Heilpflanze verwendet. Kraut und Wurzel der Petersilie enthalten zahlreiche Vitamine, Mineralstoffe und Spurenelemente. Diese Fülle und Vielfalt an Vitalstoffen macht die Petersilie – neben ihrer Verwendung als Küchengewürz – zu einer vielseitig einsetzbaren Heilpflanze.
Durch ihre harntreibende Wirkung regt sie die Funktion der Nieren sowie der Blase an und kann zur Durchspülungstherapie verwendet werden. Damit wird Nieren- und Blasensteinen vorgebeugt und harnpflichtige Stoffwechselsubstanzen werden abtransportiert. Der hohe Chlorophyll-Anteil der Petersilie trägt zur Blutreinigung bei und unterstützt Leber sowie Nieren bei der Entgiftung des Körpers. Sie fördert die Verdauung und lindert Sodbrennen und Aufstoßen.
Petersilie versorgt den Organismus mit wertvollen Mineralstoffen und wirkt dadurch leistungssteigernd.
Sie stärkt das Herz und das Immunsystem.

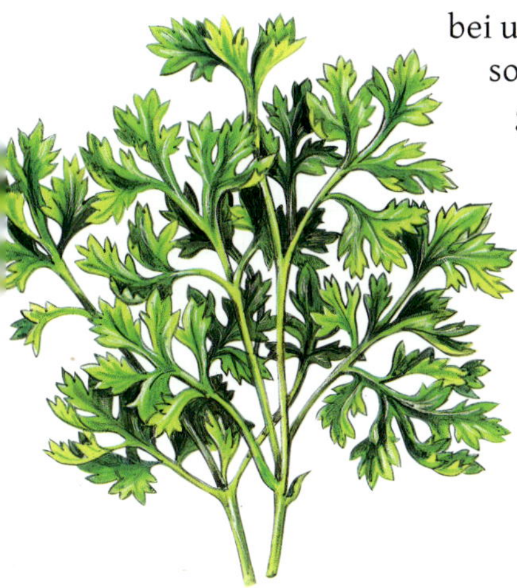

Anwendung
- Zur Entschlackung
- Bei Erschöpfung
- Bei funktionellen Blasenbeschwerden
- Bei Sodbrennen und Aufstoßen

Inhaltsstoffe
- Vitamine (A, B_1 bis B_6, Folsäure, B_{12}, C, K, Betacarotine)
- Mineralstoffe (Kalzium, Magnesium, Phosphor, Eisen, Mangan, Kalium, Schwefel)
- Ätherische Öle
- Chlorophyll
- Flavonoide
- Cumarine

Wirkungen
- Blutreinigend
- Entwässernd
- Unterstützt die Entgiftung von Leber und Nieren
- Stärkt das Immunsystem
- Reduziert Entzündungszustände
- Beugt Nieren- und Blasensteinen vor
- Reguliert das Hormondrüsensystem
- Stärkt Herz, Knochen und Zähne

Salbei

Salvia officinalis L.

Anwendung
- Bei Infektionen im Mund-, Hals- und Rachenraum
- Bei übermäßiger Schweißabsonderung
- Bei Verdauungsbeschwerden

Inhaltsstoffe
- Ätherisches Öl (Thujon, Cineol und Kampfer)
- Mineralstoffe (besonders Eisen, Magnesium und Zink)
- Triterpene
- Steroide
- Flavonoide
- Gerbstoffe

Wirkungen
- Schweißhemmend
- Entzündungshemmend
- Zusammenziehend (adstringierend) auf die Schleimhäute
- Antibakteriell
- Pilzwachstum und Viren hemmend
- Absonderungsfördernd

Salbei gehört zur Familie der Lippenblütler *(Lamiaceae)* und gilt seit Jahrhunderten als vielseitiges medizinisches Heilkraut. Das bringt schon sein lateinischer Name „Salvia" (lat. *salvere* = gesund sein und *salvare* = heilen) zum Ausdruck. Salbei ist eine traditionelle Heilpflanze, die seit Jahrhunderten verwendet wird.

Der bis zu 60 cm hoch wachsende Halbstrauch ist im gesamten Mittelmeerraum heimisch. Im nördlicheren Europa wird er seit dem Mittelalter angebaut. Seine hellblauen bis violetten Blüten sind in Scheinquirlen angeordnet und die länglichen, eiförmigen Blätter sind filzig-graugrün. In den Blättern ist das ätherische Öl enthalten, das für den typischen Duft sorgt. Salbei duftet nur bei Sonnenschein und sein Gehalt an ätherischem Öl ist an sonnigen Tagen erhöht.

Die Inhaltsstoffe des Salbeis haben z. B. keimtötende, zusammenziehende, krampflösende und schweißhemmende Eigenschaften. Traditionelle Anwendungsgebiete sind Erkrankungen der Atemwege, Beschwerden im Mund-Rachen-Raum, Verdauungsbeschwerden wie Blähungen und Sodbrennen sowie übermäßiges Schwitzen.

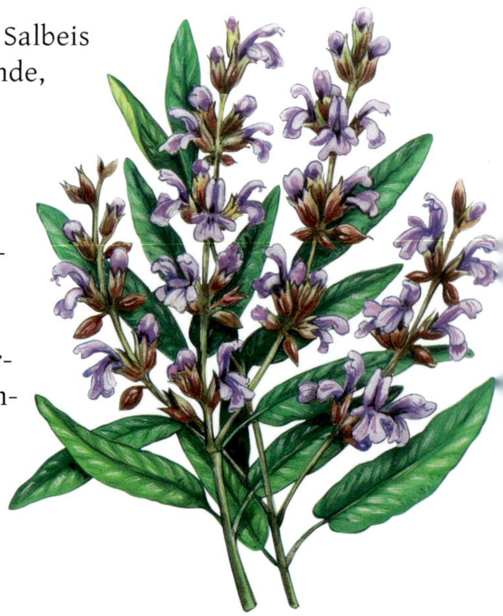

Schafgarbe

Achillea millefolium L.

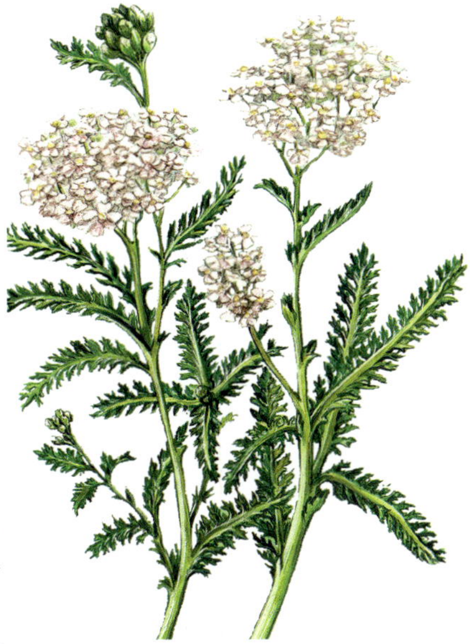

Die widerstandsfähige und anspruchslose Schafgarbe gehört zur Familie der Korbblütler *(Asteraceae)* und ist weltweit verbreitet, sogar in Bergregionen über 3000 m Höhe. An sonnigen und trockenen Standorten, z. B. Wiesen oder Feldwegen, wird sie bis zu 80 cm hoch. Ihren Artnamen *millefolium* (tausendblättrig) trägt sie aufgrund der spitzen, stark gefiederten Blätter, die an den behaarten Stängeln wachsen. Von Juni bis September bilden sich duftende, weiße Blütendolden.
Die Schafgarbe gehört zu den ältesten und bekanntesten Heilpflanzen. Ihre entzündungshemmende und wundheilende Wirkung ist seit Jahrtausenden bekannt. Für medizinische Zwecke werden die Blüten und das Kraut der Pflanze verwendet.
Die Bitterstoffe des „Bauchwehkrauts", wie die Schafgarbe auch genannt wird, wirken appetitanregend und haben verdauungs- und gallefördernde Wirkung. Sie unterstützen die Fettverdauung in der Leber und fördern einen geregelten Stuhlgang.
Ihre Wirkstoffe helfen bei leichten krampfartigen Beschwerden im Magen-Darm-Bereich und bei Appetitlosigkeit.
Die Schafgarbe hat sich auch als blutstillendes Heilmittel bewährt, und sie verbessert die Wundheilung bei äußeren Verletzungen. Die ätherischen Öle und Flavonoide der Pflanze wirken bei Wunden und Entzündungen antibakteriell.
Ihre krampflösenden, beruhigenden Eigenschaften helfen bei Unterleibs- oder Menstruationsbeschwerden, die mit Krämpfen im Unterbauch einhergehen. Die Schafgarbe reguliert die Monatsblutung: eine zu schwache Blutung wird gefördert, eine zu starke Blutung reduziert.

Anwendung
- Bei Beschwerden im Magen-Darm-Bereich
- Bei Appetitlosigkeit
- Zur Wundbehandlung, bei Entzündungen
- Bei Menstruationsbeschwerden

Inhaltsstoffe
- Ätherisches Öl
- Bitterstoffe
- Gerbstoffe
- Flavonoide
- Kieselsäure

Wirkungen
- Verdauungsanregend
- Magen- und Gallensaft fördernd
- Fettverdauungsfördernd
- Krampflösend
- Beruhigend
- Wundheilungsfördernd
- Entzündungshemmend

Schwarzrettich

Raphanus sativus L. var. niger (M.) S.K.

Anwendung
- Bei Katarrhen der oberen Luftwege
- Bei Gallenbeschwerden
- Bei Verdauungsbeschwerden
- Bei rheumatischen Beschwerden

Inhaltsstoffe
- Ätherische Öle
- Glucosinolate (Senfölglycoside)
- Vitamin C
- Mineralstoffe (besonders Magnesium, Selen)

Wirkungen
- Stärkt das Immunsystem
- Sekretbildend
- Schleimlösend
- Gallenfluss anregend
- Antibakteriell

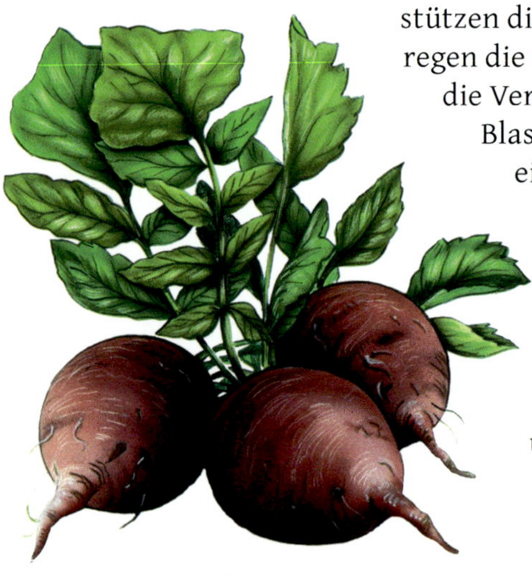

Die Inhaltsstoffe des Schwarzrettichs aus der Familie der Kreuzblütler *(Brassicaceae)* machen die Gartenpflanze zu einem traditionellen wertvollen Heilmittel. Der Schwarzrettich, auch Winterrettich genannt, besteht aus einer langen, fleischigen Wurzel mit einer fast schwarzen Schale und weißem Fleisch. Seine fiederlappigen Blätter, die aus der Wurzel nach oben wachsen, werden an sonnigen Standorten im lockeren Humusboden etwa 1 m hoch. Der röhrenartige Stängel ist verzweigt und violett gefärbt.

Die Wurzel des Schwarzrettichs schmeckt scharf und ist ein nahrhaftes Wintergemüse. Die Wurzel ist auch der medizinische Wirkstoff des Schwarzrettichs.

Schwarzrettich stammt vermutlich aus dem östlichen Mittelmeergebiet und ist seit Jahrtausenden als Heilpflanze bekannt. Der aus der Rübe gewonnene Rettichsaft gilt als wirksames natürliches Heilmittel bei Erkältungskrankheiten mit Husten und Heiserkeit.

Die im Schwarzrettich enthaltenen Senföle unterstützen die Leber bei der Entgiftung des Körpers, regen die Produktion von Gallensaft an und fördern die Verdauung. Mit Schwarzrettich kann Nieren-, Blasen- und Gallensteinen vorgebeugt oder eine Behandlung durchgeführt werden. Die Inhaltsstoffe des Schwarzrettichs helfen bei Magen-Darm-Beschwerden wie Blähungen, Durchfall, Verstopfung, Bauchschmerzen. Seine antibakteriell wirkenden ätherischen Öle töten krankheitsverursachende Darmbakterien ab und regulieren die Darmflora.

Sellerie

Apium graveolens L.

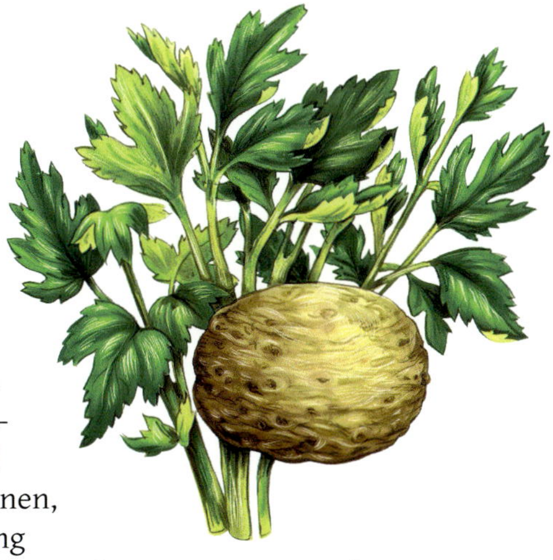

Sellerie aus der Familie der Doldenblütler *(Apiaceae)* ist nicht nur ein beliebtes Küchengemüse, sondern auch eine uralte Heilpflanze. Der runde Stängel des Selleries ist stark verzweigt und wird etwa 60 cm hoch. Seine dunkelgrünen, glänzenden Blätter sind gelappt und lang gestielt. Von Juli bis September blühen die weißgrünen Blütendolden.

Der wilde Sellerie ist in feuchten Regionen Europas verbreitet. Sellerie wird aber auch als Kulturpflanze angebaut. Seine Blätter, der Stängel und die Wurzelknolle finden Verwendung als Suppengewürz, als Gemüse und als Heilmittel.

Sellerie ist reich an Vitalstoffen, vor allem an Vitaminen des B-Komplexes. Sie wirken beruhigend und stärken Nerven sowie Gehirn. Die Nährstoffe der Sellerieknolle kräftigen Leber und Augen, sie verschönern Haut und Haare. Knochen und Zähne werden durch das enthaltene Kalzium gefestigt.

Harntreibend ist Sellerie aufgrund seines hohen Kaliumgehaltes, der die Funktion der Nieren und der Blase anregt. Harnpflichtige Substanzen werden ausgeschieden und der Körper wird entgiftet. Die in den Blättern enthaltenen Bitterstoffe regen das Verdauungssystem und den Stoffwechsel an.

Dank seiner ätherischen Öle wirkt Sellerie antibakteriell in Mund und Rachen, im Verdauungstrakt, vor allem im Magen, und in den Blutgefäßen. Sellerie ist entzündungshemmend und bekämpft von innen rheumatische Beschwerden. Seine blutdrucksenkende Eigenschaft macht Sellerie außerdem zu einem natürlichen Helfer bei der Arteriosklerose-Prophylaxe.

Anwendung

- Bei Verdauungsbeschwerden
- Bei Entzündungen
- Bei nervösen Störungen
- Bei rheumatischen Beschwerden

Inhaltsstoffe

- Ätherische Öle
- Bitterstoffe
- Vitamine (B_1, B_2, B_{12}, C, E)
- Mineralstoffe (besonders Kalium, Kalzium, Eisen)
- Polyphenole (Phenolsäuren, Flavonoide, Phytosterine, Furocumarine)
- Phthalid

Wirkungen

- Stärkt Nerven und Gehirn
- Kräftigt Augen und Leber
- Antibakteriell
- Entzündungshemmend
- Harntreibend
- Verdauungsfördernd
- Blutdrucksenkend
- Kreislaufanregend

Spitzwegerich

Plantago lanceolata L.

Anwendung

- Bei Husten (aufgrund von Reizung oder Irritationen der Mund- und Rachenschleimhaut)
- Bei Insektenstichen und Wunden

Inhaltsstoffe

- Iridoidglycoside (Aucubin, Catalpol, Asperulosid)
- Schleimstoffe (Polysaccharide)
- Gerbstoffe
- Flavonoide
- Cumarin
- Mineralstoffe (besonders Zink, Kalium, Kieselsäure)

Wirkungen

- Krampflösend und reizmildernd
- Antientzündlich
- Antibakteriell

Der Spitzwegerich aus der Familie der Wegerichgewächse *(Plantaginaceae)* ist eine unscheinbare, häufig vorkommende Pflanze. Sie wächst an Wegrändern, auf Äckern und Wiesen und ist in den gemäßigten Zonen Europas, Nordafrikas und Asiens heimisch.
Typische Merkmale des bis zu 50 cm hohen, geruchlosen Krauts sind seine grundständige Blattrosette sowie die parallelnervig lanzettförmigen Blätter, die dem Spitzwegerich seinen Namen gaben.
Der längsrinnige, fünfkantige Stängel mündet in die Ähre mit ihren vierzähligen Blütchen.
Im Unterschied zu anderen Wegericharten hat er lange gelbe Staubbeutel.

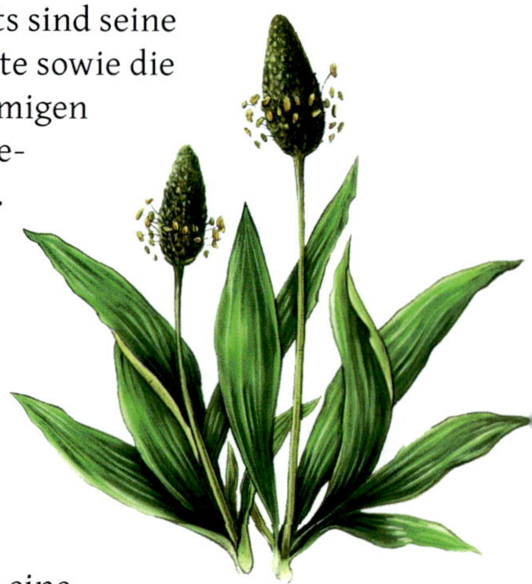

Wegerichgewächse haben eine jahrtausendealte Geschichte in der Heilkunde. Besonders Spitzwegerich gilt als vielseitig verwendbar, ausgezeichnet verträglich und auch geeignet in der Kinderheilkunde. Die Heilpflanze hat ein äußerst breites Wirkspektrum, wird aber vor allem bei Husten und Heiserkeit sowie bei Mund- und Rachenentzündungen eingesetzt. Soforthilfe leistet Spitzwegerich bei Insektenstichen oder wunder Haut.
Spitzwegerich ist ein pflanzliches Antibiotikum und Antitussivum: Seine Inhaltsstoffe heilen Entzündungsprozesse, wirken antibiotisch und krampflösend. Reizhusten wird gelindert und das Abhusten von Schleim erleichtert.

Thymian

Thymus vulgaris L. (Echter Thymian), Thymus zygis L. (Spanischer Thymian)

Der Thymian gehört zur Familie der Lippenblütler *(Lamiaceae)* und ist seit der Antike als Heilpflanze bekannt. Ursprünglich besiedelte er Felsenheiden und Buschwälder im Mittelmeerraum. Im frühen Mittelalter brachten Benediktinermönche den Thymian nach Europa, wo er in Klostergärten angebaut wurde. Heute wird er in vielen Teilen der Welt als Gewürz- und Heilpflanze kultiviert.

Der reich verzweigte Zwergstrauch wird bis zu 40 cm hoch und trägt elliptische Blätter. Die Blattränder sind nach unten eingerollt und die Blattunterseite ist dicht filzig behaart. Von Mai bis August erscheinen die hellvioletten Blüten in ährigen Quirlen. Der aromatisch-würzige Duft der Pflanze entfaltet sich, wenn man die Blätter oder Blüten zwischen den Fingern zerreibt.

Thymian mit seinen hochwirksamen Substanzen wird vor allem bei Atemwegserkrankungen und Entzündungen im Mund-Rachen-Bereich eingesetzt. Er löst zähen Schleim, indem er die Sekretion im Bereich der Atemwege anregt, fördert den Ziliartransport in den Bronchien und erleichtert so das Abhusten. Die krampflösende und bronchienerweiternde Wirkkomponente des Thymians verschafft Erleichterung bei Symptomen der Bronchitis oder des Keuchhustens. Außerdem kommt es bei der Ausscheidung des Thymols über die Lunge zu einem stark desinfizierenden, aber gewebeschonenden und reizfreien Effekt gegen Bakterien und Viren.

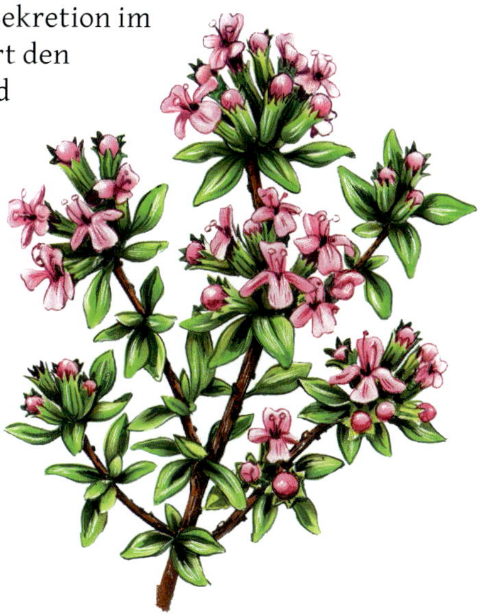

Anwendung

- Bei Erkältungskrankheiten der Atemwege mit zähflüssigem Schleim
- Zur Besserung der Beschwerden bei akuter Bronchitis

Inhaltsstoffe

- Ätherisches Öl (Thymol, Carvacrol, *p*-Cymen)
- Gerbstoffe (Rosmarinsäure)
- Flavonoide
- Triterpene (z. B. Ursolsäure, Oleanolsäure)

Wirkungen

- Schleimlösend
- Krampflösend
- Antibakteriell

Weißdorn

Crataegus monogyna JACQUIN (eingriffelig), Crataegus oxyacantha L. (zweigriffelig)

Anwendung

- Bei Arteriosklerose, leichter Hypertonie und Frühformen der Herzinsuffizienz
- Bei Atemnot
- Bei Herzjagen, Herzklopfen
- Bei Bluthochdruck
- Bei Schwindel
- Bei Müdigkeit und Konzentrationsschwäche

Inhaltsstoffe

- Flavonoide (Hyperosid, Rutosid, Vitexin)
- Oligomere Procyanidine (OPC)
- Catechine, Epicatechine
- Amine und Triterpene

Wirkungen

- Erhöht die Schlagkraft des Herzens
- Unterstützt die Herz-Kreislauf-Funktion
- Steigert die Koronar- und Myocarddurchblutung
- Stabilisiert die Nervenmembran; gegen Rhythmusstörungen

Weißdorn aus der Familie der Rosengewächse *(Rosaceae)* ist ein Dornenstrauch mit gelappten Blättern und weißen Blüten, aus denen sich im Herbst rote Beeren bilden. Die Zweige sind mit starken, kurzen Dornen besetzt. Weißdorn ist in Europa, Asien und in Nordafrika verbreitet. Die robuste Pflanze wird etwa 4 m hoch und ist sehr langlebig.

Weißdorn ist eine traditionelle Heilpflanze bei der Vorbeugung und Behandlung von Herz-Kreislauf-Beschwerden. Er stärkt die Muskelkraft des Herzens und wirkt ausgleichend auf den Blutdruck und den Herzrhythmus.

Arteriosklerose, leichte Hypertonie und Frühformen der Herzinsuffizienz machen sich durch Bluthochdruck, Atemnot, Herzjagen und Schwindelgefühle bemerkbar. Die Wirkstoffe des Weißdorns fördern die Durchblutung des Herzens und die Sauerstoffzufuhr. So werden die Leistungsfähigkeit und Kontraktionskraft des Herzens gesteigert, auch bei altersbedingten Verschleißerscheinungen oder bei erhöhter Belastung, z. B. durch Hitze und Stress.

Weißdorn unterstützt den Energiestoffwechsel und stärkt den gesamten Organismus.

Körperliche, aber auch psychische Belastungen, wie z. B. Ängste oder Depressionen, können besser bewältigt werden.

Weißdorn eignet sich in der Rekonvaleszenz von grippalen Infekten zur Vorbeugung von Herzmuskelschwäche. Er wirkt außerdem krampflösend und beruhigend.

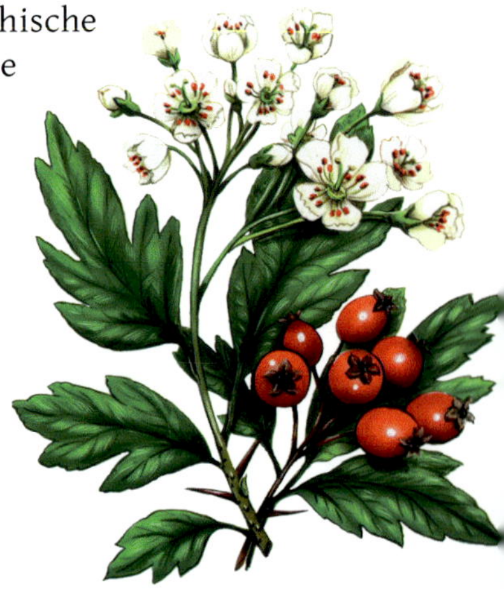

Wermut

Artemisia absinthium L.

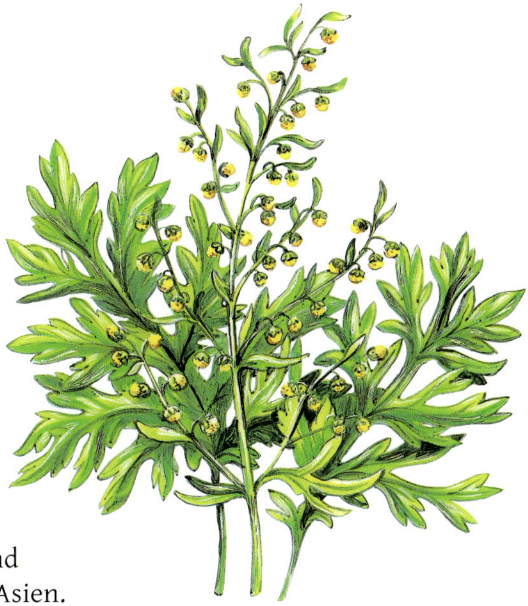

Wermutkraut ist ein traditionelles pflanzliches Arzneimittel zur Anwendung bei Appetitlosigkeit und bei leichten Magenbeschwerden.
Wermut gehört zur Familie der Korbblütler *(Asteraceae).*
Der widerstandsfähige Halbstrauch wird bis zu 1,50 m hoch und wächst wild in trockenen und kargen Regionen in Europa und Asien.
Die Stängel sind mit weißlichem Flaum bedeckt, der die Pflanze vor dem Austrocknen schützt. Seine Blätter sind zwei- bis dreifach fiederteilig mit lanzettförmigen Spitzen. An den verzweigten Rispen des Wermutkrauts sitzen hellgelbe Blüten, die von Juni bis September blühen und sich zu kleinen Schließfrüchten entwickeln.
„Wermut ist für alles gut“, sagt eine alte Volksweisheit. Das breite Wirkspektrum der pflanzlichen Bitterstoffe des Wermuts wird bevorzugt bei Leber- und Gallenerkrankungen angewendet. Dazu zählen z. B. Fehlfunktionen der Gallenwege, Störungen des Gallenflusses und der Fettverdauung, Gallensteine oder eine chronisch entzündete Gallenblase. Auch in der Rekonvaleszenz von Gallenkoliken hat sich Wermut bewährt.
Die Bitterstoffe des Wermuts wirken appetitanregend und fördern die Produktion der Verdauungssäfte des Magens, der Galle und der Bauchspeicheldrüse. Leichte Magen-Darm-Beschwerden, Völlegefühl und Blähungen (dyspeptische Beschwerden) werden dadurch gemildert und Nährstoffe können besser aufgenommen und verwertet werden.

Anwendung

- Bei leichten Magen-Darm-Beschwerden
- Bei Verdauungsbeschwerden, vor allem der Galle
- Bei Appetitlosigkeit

Inhaltsstoffe

- Ätherisches Öl (Thujon)
- Bitterstoffe
- Gerbstoffe
- Flavonoide
- Vitamin C

Wirkungen

- Fördert die Produktion der Sekrete (Speichel, Magensaft, Galle)
- Stärkt Magen und Gallenblase
- Entzündungshemmend und krampflösend
- Durchblutungsfördernd

Zinnkraut (Schachtelhalm)

Equisetum arvense L.

Anwendung

- Bei entzündlichen Erkrankungen der ableitenden Harnwege
- Bei rheumatischen Erkrankungen und Gicht
- Bei schlecht heilenden Wunden
- Zur Vorbeugung von Osteoporose

Inhaltsstoffe

- Kieselsäure
- Flavonoide
- Mineralstoffe (Kalium, Kalzium, Eisen, Mangan, Magnesium)

Wirkungen

- Harntreibend
- Blutstillend
- Festigt Bindegewebe und Knochen
- Beugt der Bildung von Nierengrieß vor

Zinnkraut, auch Schachtelhalm oder Ackerschachtelhalm, aus der Familie der Schachtelhalmgewächse *(Equisetaceae)* gehört zu den ältesten Pflanzen der Erde. In der Urzeit bedeckten riesige Schachtelhalmwälder mit einer Höhe von 30 m ganze Landstriche.

Das heute arzneilich verwendete Zinnkraut wird nur noch etwa 50 cm hoch und ist weltweit verbreitet. Es wächst auf sandigen und steinigen Böden. Die kräftigen Stängel bestehen aus mehreren, schachtelartig verbundenen Gliedern. Die Stängel sind hohl und knotig. Aus jedem Knoten wachsen kurze Seitenäste mit länglichen Ähren.

Der hohe Kieselsäuregehalt des Zinnkrauts versorgt den Körper mit Mineralstoffen und festigt das Bindegewebe, Sehnen und Bänder. Kieselsäure aktiviert den Zellstoffwechsel und kräftigt Zähne, Haare, Nägel und Knochen. Durch regelmäßige Einnahme kann Osteoporose vorgebeugt werden. Bei schlecht heilenden Wunden fördert Kieselsäure darüber hinaus die Wundheilung.

Zinnkraut regt durch seinen hohen Gehalt an Kalium die Nierentätigkeit an und wirkt harntreibend. Harnpflichtige Stoffwechselsubstanzen werden mit dem Urin ausgespült. Die Heilpflanze wird deshalb traditionell angewendet bei Gicht und rheumatischen Beschwerden, bei bakteriellen und entzündlichen Erkrankungen der ableitenden Harnwege und zur Durchspülungstherapie der Harnwege. Vorhandener Nierengrieß wird ausgespült und seiner weiteren Bildung vorgebeugt.

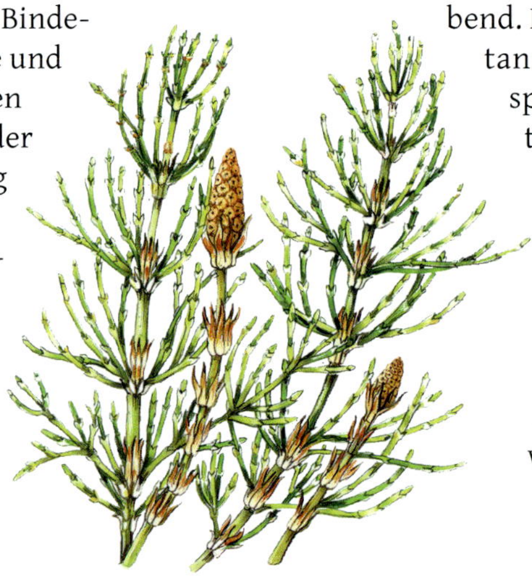

Zwiebel

Allium cepa L.

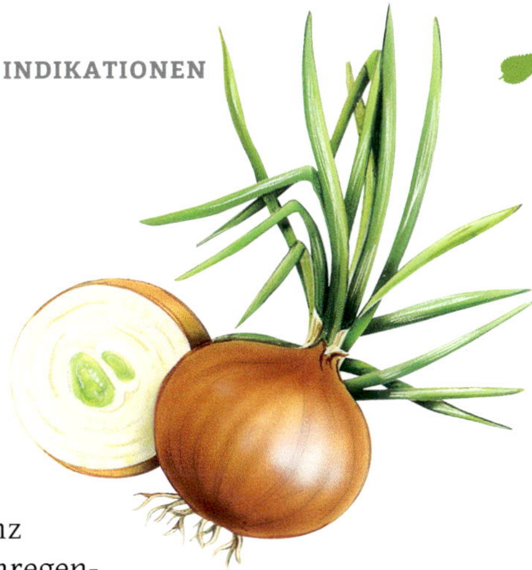

Die ursprünglich aus Asien stammende Zwiebel gehört zu den ältesten Kulturpflanzen. Sie verbreitete sich in der Antike in Ägypten und ganz Europa als appetit- und verdauungsanregendes Würzmittel und als blutreinigende Heilpflanze. Die Zwiebel gehört zur Familie der Lauchgewächse *(Alliaceae)*. Die Zwiebelknolle wächst mehr oder weniger unterirdisch. Sie besteht aus einem verdickten Spross, über dem die fleischigen Speicherblätter in Schichten liegen. Die Blätter der Zwiebel wachsen als Röhren über der Erde. Von Juni bis August bildet der Stängel eine grünweiße Blütendolde.

Die schwefelhaltigen Verbindungen der Zwiebel verursachen den typischen scharfen Geruch, da Umsetzungsprozesse in Gang kommen, wenn man sie aufschneidet. Der Körper reagiert darauf mit tränenden Augen. Dank der ätherischen Öle und des hohen Mineralstoff- und Vitamin-C-Gehaltes wirkt die Zwiebel antibakteriell und kann grippalen Infekten vorbeugen bzw. Husten, Schnupfen und Halsentzündungen lindern. Bei äußeren Verletzungen oder Insektenstichen hemmt die rohe Zwiebel Entzündungen und lässt den betroffenen Bereich abschwellen.

Die Wirkstoffe der Zwiebel senken den Blutdruck und den Anteil des Cholesterins im Blut. Sie verhindern Ablagerungen an den Gefäßinnenwänden; die Gefäße bleiben elastisch. Dadurch wird das Risiko von Gefäßverengung, Herzinfarkt und Schlaganfall verringert. Die Zwiebel beschleunigt außerdem die Auflösung von Blutgerinnseln und kann einer Thrombose entgegenwirken.

Anwendung
- Zur Vorbeugung von Gefäßerkrankungen und Thrombosen
- Zur Vorbeugung und Behandlung von Erkältungskrankheiten
- Bei Appetitlosigkeit

Inhaltsstoffe
- Schwefelhaltige ätherische Öle
- Mineralstoffe (z. B. Kalium, Zink, Kalzium, Magnesium, Eisen)
- Flavonoide
- Folsäure
- Vitamin C

Wirkungen
- Blutdrucksenkend
- Durchblutungsfördernd
- Cholesterinspiegel senkend
- Antibakteriell
- Immunstärkend
- Schleimlösend und auswurffördernd
- Entzündungshemmend und abschwellend bei äußeren Verletzungen

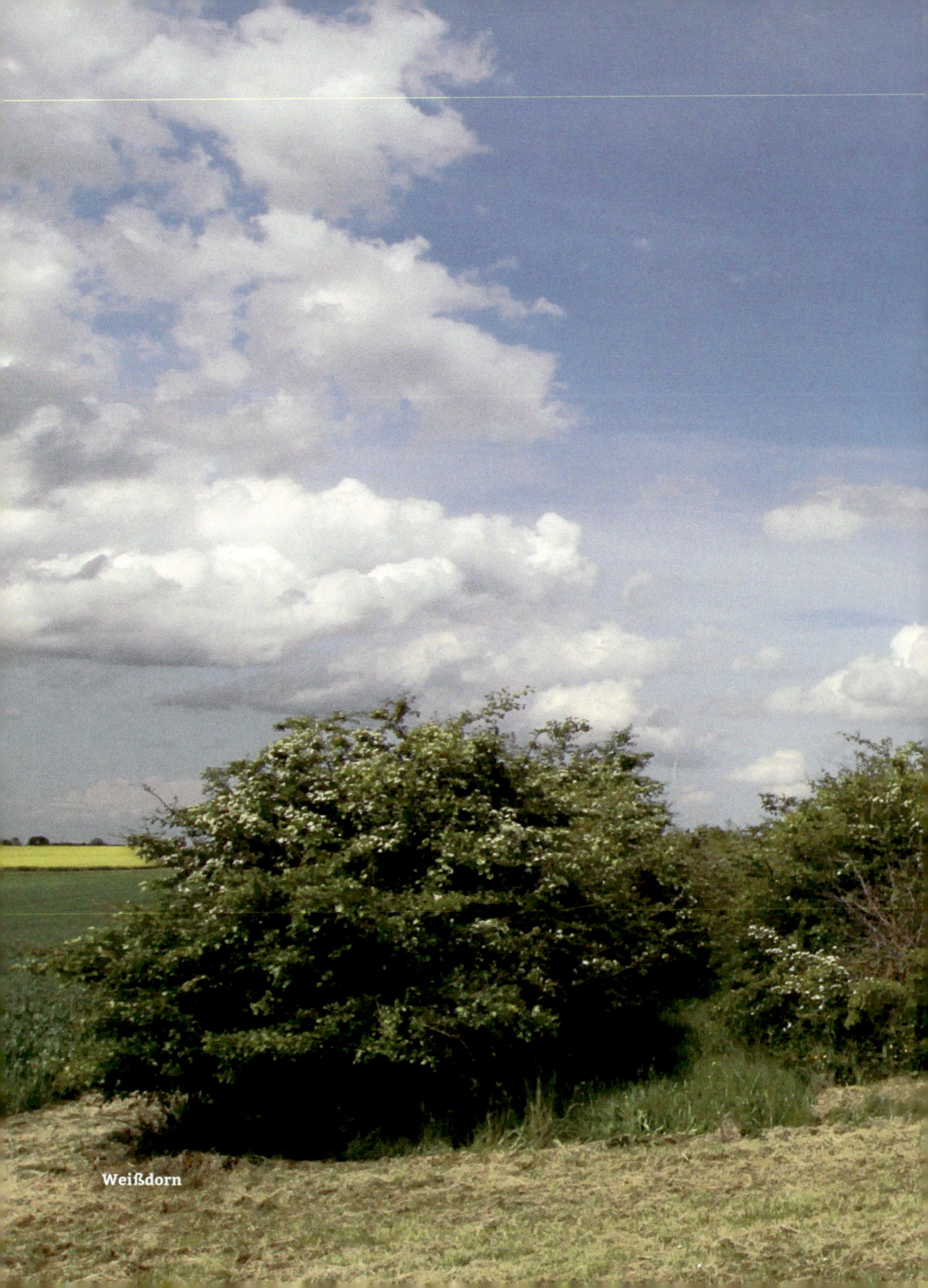

Weißdorn

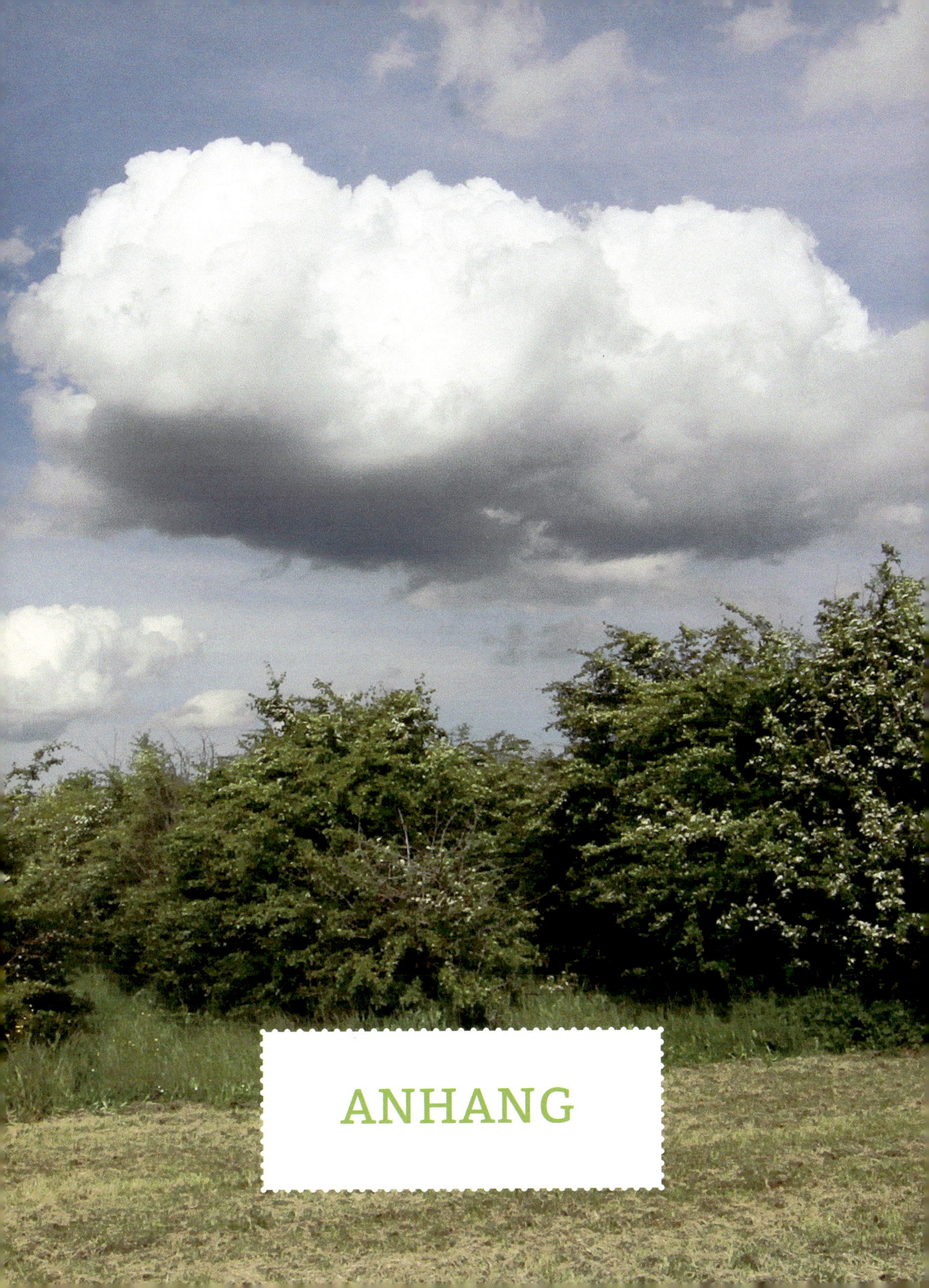

ANHANG

Register

Heilpflanzen

(kursive Seitenangaben verweisen auf das Pflanzenporträt)

Beschwerden

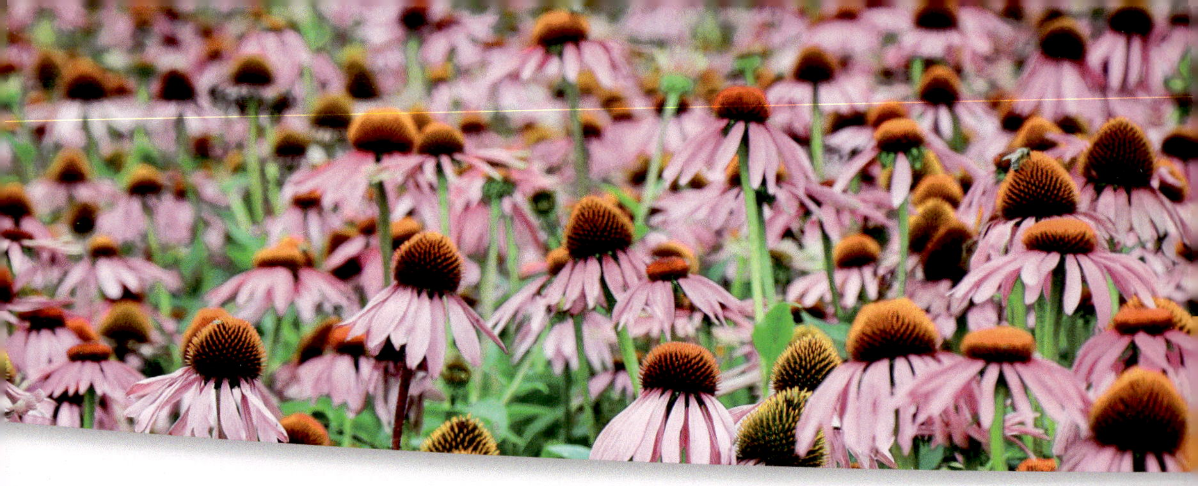

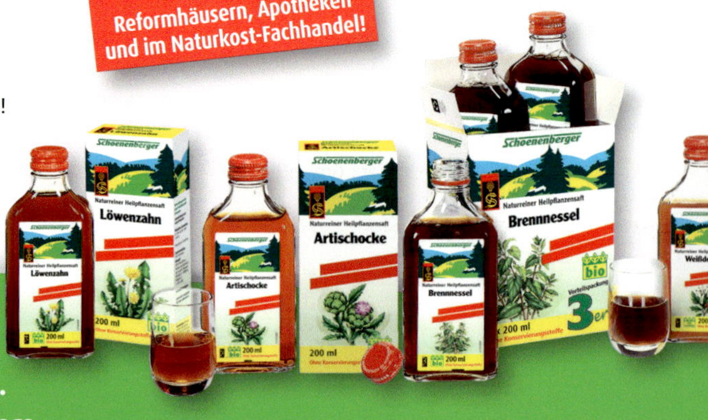

Schoenenberger
Löwenzahn
Artischocke
Brennnessel
200 ml

Bildnachweis

Umschlag
Thymian: Schoenenberger; Weißdorn: © agneskantaruk / Fotolia.com; Johanniskraut: Petra Kita; Echinacea: © Jessmine / Fotolia.com; Birke: © Cobalt / Fotolia.com; Salbei (Umschlagrückseite): Schoenenberger

Innenteil
© Africa Studio / Fotolia.com: S. 67; © azurita / Fotolia.com: S. 42 o.; © cameel / Fotolia.com: S. 64; © cat_arch_angel / Fotolia.com: S. 4–5, 10–11, 12–13, 14–15, 108–109, 110–111 und alle Empfehlungskästen (Hintergrund); © emberiza / Fotolia.com: S. 46 u.; Peter Emmrich: S. 6; © ExQuisine / Fotolia.com: S. 28; © fotoknips / Fotolia.com: S. 48; © Liv Friis-larsen / Fotolia.com: S. 43; © gitusik / Fotolia.com: S. 29; Petra Kita: S. 15 o., 24, 62, 70, Illustration (bei allen Zitaten); © Robert Kneschke / Fotolia.com: S. 50; © meteo021 / Fotolia.com: S. 42 u.; © natalikaevsti / Fotolia.com: S. 33; © nolonely / Fotolia.com: S. 55; © Printemps / Fotolia.com: S. 39; © Punto Studio Foto / Fotolia.com: S. 73; © Rokfeler / Fotolia.com: S. 71; © rsooll / Fotolia.com: S. 66; Schoenenberger: S. 3, 8–9, 10, 11, 12, 13, 16–17, 18, 20, 22, 23, 26, 27, 30, 31, 32, 36, 38, 40, 44, 46 o., 47, 49, 51, 53, 54, 56, 58, 59, 60, 68, 72, 74, 75, 76–77, 78–105, 106–107; © sripfoto / Fotolia.com: S. 35; © tairen / Fotolia.com: S. 15 u.; © Gry Thunes / Fotolia.com: S. 34; © Zerbor / Fotolia.com: S. 63; © zigzagmtart / Fotolia.com: S. 52

Impressum

Die Inhalte des Buchs wurden mit größter Sorgfalt erstellt. Dennoch erfolgen alle Angaben ohne Gewähr. Weder Autor noch Verlag können für eventuelle Nachteile oder Schäden, die aus den im Buch gemachten praktischen Hinweisen resultieren, eine Haftung übernehmen. Die Informationen in diesem Buch ersetzen in keinem Fall den Rat und die Hilfe eines Arztes oder Heilpraktikers.

Bibliografische Information der Deutschen Bibliothek
Die Deutsche Bibliothek verzeichnet diese Publikation in der Deutschen Nationalbibliografie; detaillierte bibliografische Daten sind im Internet über **http://dnb.ddb.de** abrufbar.

Projektleitung und Texte: Sabine Zürn, Wasserburg (Bodensee)
Fachliche Beratung: Andrea Frank-Bühler
Redaktion: Claudia Fahlbusch, Ötisheim
Gestaltung: Petra Kita, Stuttgart
Druck: Bosch-Druck GmbH, Ergolding
Printed in Germany
ISBN 978-3-935407-66-3

FSC www.fsc.org MIX Papier aus verantwortungsvollen Quellen FSC® C011862

Gedruckt auf FSC®-Papieren aus nachhaltiger Forstwirtschaft und Holz aus kontrollierten Quellen.